SCHLAF DICH JUNG, FIT UND ERFOLGREICH

GÜNTHER W. AMANN-JENNSON

2008

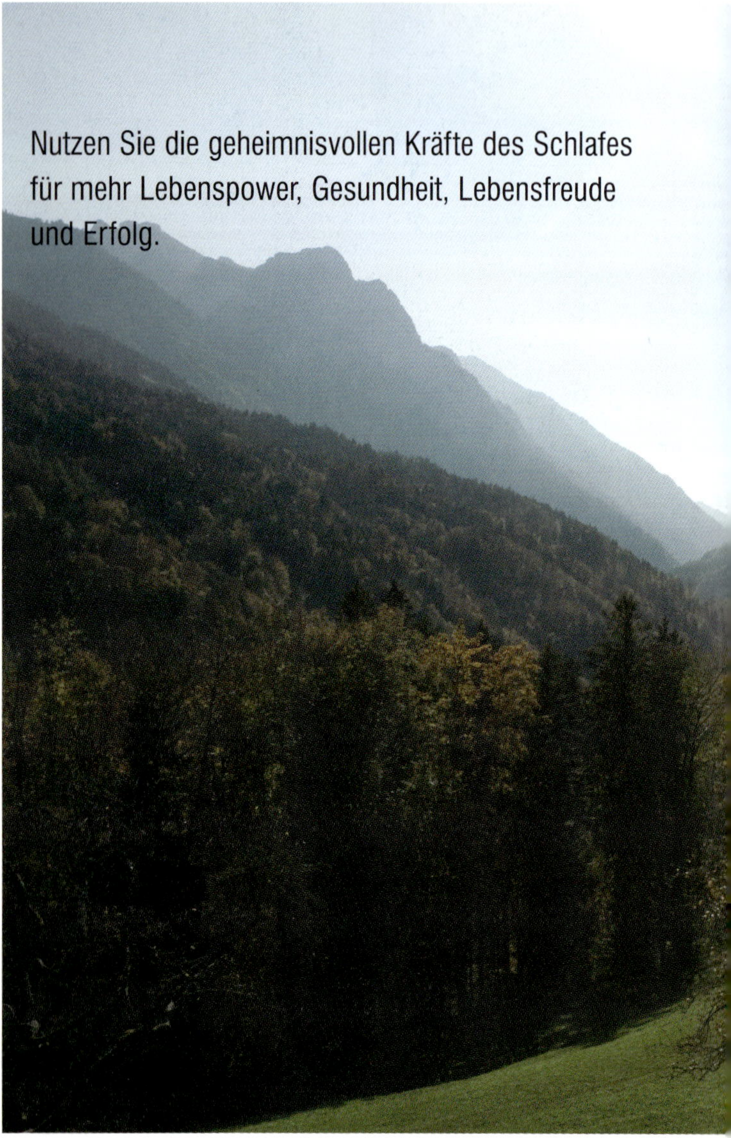

Nutzen Sie die geheimnisvollen Kräfte des Schlafes für mehr Lebenspower, Gesundheit, Lebensfreude und Erfolg.

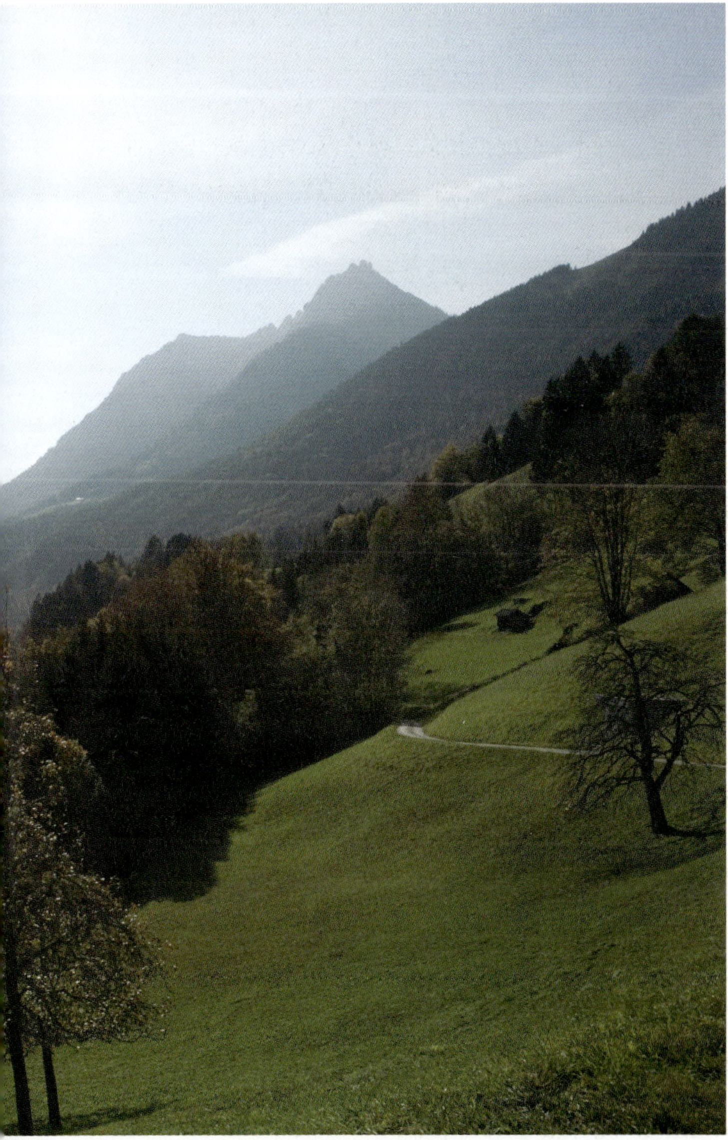

INHALTSVERZEICHNIS

EDITORIAL

„Der Himmel hat den Menschen als Gegengewicht gegen die vielen Mühseligkeiten des Lebens drei Dinge gegeben:
die Hoffnung
den Schlaf und
das Lachen."
Dieses Postulat des deutschen Philosophen Immanuel Kant (1724–1802) ist heute noch so aktuell wie vor über 200 Jahren, wenn wir es auf die Schlafgesunden, die immer einen erholsamen Schlaf haben, beziehen. Das sind aber nur etwa 20 Prozent der erwachsenen Menschen unseres Planeten.
Den Schlafexperten ist bekannt, dass 1. ca. 80 Prozent aller Menschen über einen zeitweilig oder dauerhaft nicht erholsamen Schlaf klagen und dass 2. denjenigen, die einen dauerhaft nicht erholsamen Schlaf haben, das Lachen und die Hoffnung verloren gegangen sind.

Wer diese drei Dinge, die nach Kant der Himmel den Menschen gegeben hat, voll in Anspruch nehmen möchte, sollte einen erholsamen Schlaf von hoher Qualität ausweisen oder, wenn er ihn nicht hat, durch schlafhygienische Maßnahmen zu erreichen versuchen. Guter erholsamer Schlaf, ein Labsal des Lebens, gibt uns Hoffnung und lässt uns ungezügelt herzhaft lachen, so dass wir die Mühseligkeiten des Lebens, die heute als Disstress bezeichnet werden, ohne Weiteres bewältigen bzw. beherrschen können.

Wie ein Schlaf hoher Qualität und Erholsamkeit zu erreichen ist, beschreibt Günther W. Amann-Jennson in seinem Buch „Schlaf Dich jung, fit und erfolgreich" in Form einer breit gefächerten Anleitung zur modernsten wissenschaftlich fundierten Form der Schlafhygiene.

Schlafhygiene schließt Medikamente aus, aber die Natur ein und erfordert eine auf den Schlaf-Wach-Rhythmus bezogene gesunde Lebensweise.
G. W. Amann-Jennson beschreibt in einzigartiger Weise, gut verständlich und leicht nachvollziehbar die Bedeutung des Schlafs für das Gesundsein, für eine hohe Lebensqualität und für eine optimale Leistungsfähigkeit des Menschen. Er schließt mit seinen Darlegungen eine bisher bestehende empfindliche Lücke im Komplex der gesunden Lebensführung, in der gewöhnlich dem Schlaf wenig Beachtung geschenkt wird.
Die vielen praktischen Hinweise lassen den langjährig erfahrenen Schlafexperten-Psychologen erkennen. Die Anleitungen zum Handeln sind für jeden, der einen erholsamen Schlaf wünscht, nachvollziehbar und realisierbar.

Bisher habe ich noch kein derartiges Buch einer Anleitung zur komplexen, nur auf die Natur bezogenen Schlafhygiene kennen gelernt. Neidlos gestehe ich, dass auch ich, als Autor zahlreicher Bücher zum Schlaf, eine derartige, allumfassende Beschreibung der naturbezogenen Schlafhygiene noch nicht geschrieben habe.

G. W. Amann-Jennson hat es vor allem verstanden, das Wesentliche, was man über den Schlaf wissen muss, darzustellen und das Unwesentliche wegzulassen. Das „Bioenergetische Schlaf-Gesund-Konzept", welches auf der Chronopsychobiologie basiert, könnte man als die Grundlage zur Erreichung eines erholsamen Schlafs im 21. Jahrhundert charakterisieren.
Ein wesentlicher Faktor für einen erholsamen Schlaf ist das Bett. Ein Sprichwort besagt: „So wie man sich bettet schläft man".

Wer nur einmal in dem von G. W. Amann-Jennson ausschließlich aus Naturmaterialien entwickelten und seit zirka 20 Jahren auf dem Markt befindlichen Bettsystem geschlafen hat, wird bestätigen, dass er einen erholsamen Schlaf hatte. Wichtig ist dabei noch zu wissen, dass dieses Bettsystem auch gegen Elektrosmog schützt, der den Schlaf als „stiller Stressor" erheblich stören kann.

Das alles vermag ein Schichtenaufbau mit doppeltem Lattenrost, Naturkautschukmatratze, Schafschurwoll-Auflage mit einem Baumwoll-Silbergeflecht gegen elektromagnetische Felder, ein orthopädisches Kopfkissen und eine kuschelige Zudecke.
Wenn bisher für viele Menschen das Auto ein Statussymbol war, sollte es in diesem Jahrhundert das Bett sein, welches einen erholsamen Schlaf mit hoher Qualität gewährleistet, den viele Menschen vermissen und sich somit auf den Weg zum chronischen Kranksein begeben, wie es z. B. die LARES-Studie (2004) nachwies. Das beste Auto kann niemals ein Bett ersetzen, welches den dringend benötigten erholsamen Schlaf gewährleistet.

Als höchste Klasse dieses neuen Statussymbols würde ich die Bioenergetische Schlaf-Gesund-Konzeption von Günther W. Amann-Jennson einstufen. Es bietet uns die Möglichkeit so zu schlafen, dass wir die drei Dinge erreichen, die Kant als Himmelsgeschenk und Gegenstück zu den vielen Mühseligkeiten des Lebens beschrieb: Die Hoffnung, den Schlaf und das Lachen.

Berlin, 15. Mai 2008
Prof. em. Prof. Dr. med. habil. Karl Hecht
(84 Jahre) Dienstältester Schlafmediziner Deutschlands (seit 1957)

Lebendigkeit und Freude in sein eigenes Leben zu bringen – davon träumen wir Menschen. Dazu gehört, sich unabhängig vom biologischen Alter jung zu fühlen, fit zu sein und im Leben Erfolg zu haben. Die wichtigste Voraussetzung dafür ist allerdings unsere Gesundheit. Sie bildet die eigentliche Basis für alle unsere Träume, Wünsche und Visionen.

Galten in der Vergangenheit gesunde Ernährung, Bewegung und Sport sowie eine positive Lebenseinstellung als verlässliche Garanten dafür, kommt endlich etwas bisher sträflich Vernachlässigtes, ein Multiplikationsfaktor hinzu: der gesunde, erholsame Schlaf. Wer nämlich mit seinem Schlaf optimal umzugehen weiß, ist in jeder Hinsicht auf der besseren Seite des Lebens. Untersuchungen über Zusammenhang von Schlaf einerseits und Gesundheit, Wohlbefinden, Leistungskraft, Fitness und Erfolg andererseits zeigen eindeutig: Wenn wir gesund und erholsam schlafen, dann geht es uns auf allen Lebensebenen wesentlich besser. Meine langjährigen und praktischen Erfahrungen als Schlafpsychologe und „Schlaf-Gesund-Unternehmer" zeigen, dass sich immer mehr Menschen für den Faktor „Gesunder Schlaf" interessieren. Das hängt damit zusammen, dass immer mehr Menschen schlecht schlafen oder schon einen gestörten Schlaf haben. Sie erfahren daher längst nicht mehr die notwendige körperlich-seelisch-geistige Erholung durch Schlaf.

Der bewusste Umgang mit dem nächtlichen Schlaf und die schrittweise Entwicklung hin zum Bioenergetischen Schlaf® als höchste Form der körperlich-seelisch-geistigen Regeneration kann die entscheidende Wende in Ihrem Leben bringen. Sich ganzheitlich mit seiner eigenen Gesundheit und mentalen Fitness zu befassen und dies durch biologisch wertvollen Schlaf zu verbessern, ist auch Teil eines Wertewandels in unserer Gesellschaft.

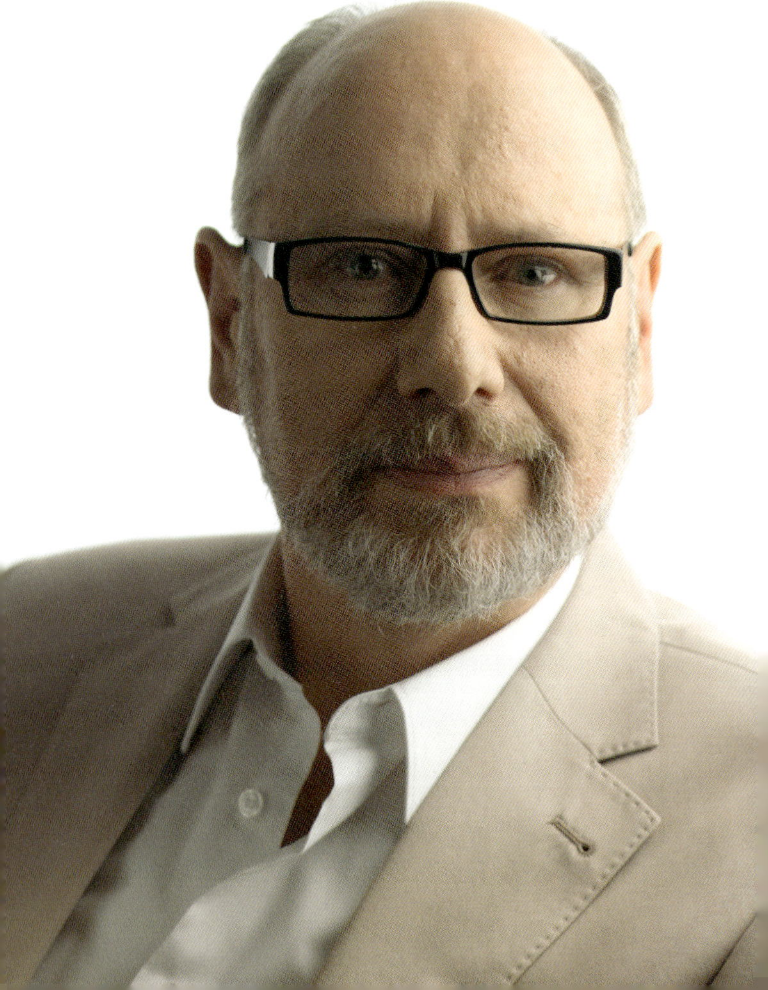

So wird der gesunde Schlaf zu einem wichtigen Part einer modernen, gesundheitsorientierten Lifestyle-Bewegung im 21. Jahrhundert. Dies weist auch deutlich auf tief greifende Veränderungen in unserem Gesundheitsbewusstsein, insbesondere im Bereich der Prävention, hin. Waren es bisher vor allem die Säulen Bewegung und Ernährung, die uns zu einem gesunden Leben verhelfen sollten, kommt nun ein Multiplikationsfaktor ungeahnter Größe hinzu: die Kraft des biologisch wertvollen Schlafes.
Wenn wir vorab einen zusammenfassenden Blick auf die Ergebnisse der Schlafforschung in Bezug auf unsere Gesundheit werfen, können wir in etwa die Dimensionen abschätzen.
Denn laut den neuesten wissenschaftlichen Forschungsergebnissen hängt Gesundheit zu über 90 Prozent von der Qualität unseres Schlafes ab! Daraus ergibt sich die logische Konsequenz: Wer gesund leben will, der muss vor allem gesund schlafen! Breitet sich diese Erkenntnis auch auf andere Gebiete aus – und vieles deutet darauf hin – bahnt sich eine echte Revolution für unser Leben und unser künftiges Gesundheitsbewusstsein an.

Der Schlaf zählt nach wie vor zu den größten Geheimnissen des Lebens. Gerne lade ich Sie mit diesem Handbuch dazu ein, mit mir zusammen die Reise in wichtige Teilbereiche dieser wundersamen Welt des Schlafes anzutreten. Jede Reise hat bekanntlich einen Start- und einen Zielpunkt – und dieses Buch ist wie ein Reiseführer zu betrachten und zu gebrauchen.

Das konkrete Ziel unserer gemeinsamen Reise ist, dass Sie selbst spannende Entdeckungen machen und interessante Phänomene rund um Ihren eigenen Schlaf kennen und für ein besseres Leben nutzen lernen. Und in der Hauptsache geht es darum, Ihnen nützliche, wertvolle und vor allem praktikable Wege zu einem besseren Schlaf-Wach-Traum-Leben aufzuzeigen.

Ihr persönlicher Nutzen wird hoch sein und neben einer jung gebliebenen Gesundheit, mehr Fitness und Lebensfreude werden Sie auch wesentlich mehr Erfolg in Ihr Wach-Leben bringen.
Gemeinsam mit unserem Schlaf gehen wir in die Stille, in unsere Träume und in unsere innere Harmonie. Der abgelaufene Tag bereitet unsere Nacht und unseren Schlaf vor, die Nacht samt unserem Schlaf wieder den folgenden Tag. Ihre persönliche, individuelle Rhythmik und die Qualität Ihres Tagesverlaufes entscheiden über die Qualität Ihres Nachtverlaufes und damit über Ihre so wichtige Schlafqualität. In den zwei lebendigen Dritteln des Tages bearbeitet jeder von uns sein „Feld und sät", im folgenden Drittel der Nacht bringen die Kräfte des Schlafes diese Saat zum Wachsen und an einem der folgenden Tage werden die Früchte sichtbar.

Deshalb ist es wichtig von Anfang an zu verstehen, dass wir den wachen, aktiven Tag so gestalten sollten, dass uns in der Nacht ein guter Schlaf sicher ist. Wir sollten bemüht sein, Anspannung und Erholung im Alltag umzusetzen: Arbeit und Anstrengung einerseits, Vollendung, Genuss und Entspannung andererseits, damit der Tag insgesamt im Gleichgewicht abläuft und wir dadurch in der Nacht zu einem erholsamen Schlaf kommen. Dies sorgt für die Erhaltung und Kräftigung unserer Gesundheit und Lebensenergie.

Im Mittelpunkt dieses Buches stehen die entscheidenden Aspekte und elementaren Grundlagen der immer wiederkehrenden Wach-Schlaf-Traum-Wach-Rhythmen sowie deren jeweilige Rückkoppelung auf Ihr gesamtes Leben. Dieses Buch soll Sie mit der kontinuierlichen Aufnahme und Verarbeitung von Informationen, Erkenntnissen und Erfahrungen über den Schlaf vom passiven Mit-Denken ins pro-aktive Mit-Handeln bringen. Wissenschaftliche Interpretationen werden bewusst so kurz wie möglich gehalten – bekanntlich ist persönliche Erfahrung tausendmal mehr wert als graue Theorie.

Diesbezüglich stehe ich Ihnen mit meinen 25-jährigen persönlichen, praktischen Erfahrungen in der ganzheitlichen Schlafforschung, der Schlafpsychologie und Bioenergetik, in Forschung und Entwicklung von Schlaf-Gesund-Konzepten sowie Erfolgstrategien zur Seite.

Schlafmedizinische Daten und Fakten finden Sie in meinem Buch „Schlaf dich gesund", das ich zusammen mit dem Wissenschaftler und Arzt Prof. Dr. med. Boris Luban-Plozza verfasst habe. Es gibt selbstverständlich unzählige Wege hin zu einem guten, erholsamen Schlaf. Um allerdings zu einem Bioenergetischen Schlaf® zu finden, gibt es nur wenig Spielraum.

Ich werde Ihnen den direktesten Weg aufzeigen. Das gemeinsame Endziel dieses Buches ist also – den Bioenergetischen Schlaf® als höchste Form der körperlich-seelisch-geistigen Regeneration und Vitalisierung (durch die Kräfte des Schlafes) – bewusst in Ihr Leben zu integrieren. Das handliche Format gibt Ihnen die Gelegenheit, Ihren Schlaf-Gesund-Coach immer dabei zu haben.

Dazu wünsche ich Ihnen viel Disziplin, Beharrlichkeit, Erfolg und natürlich auch viel Spaß.

Günther W. Amann-Jennson
Mai 2008

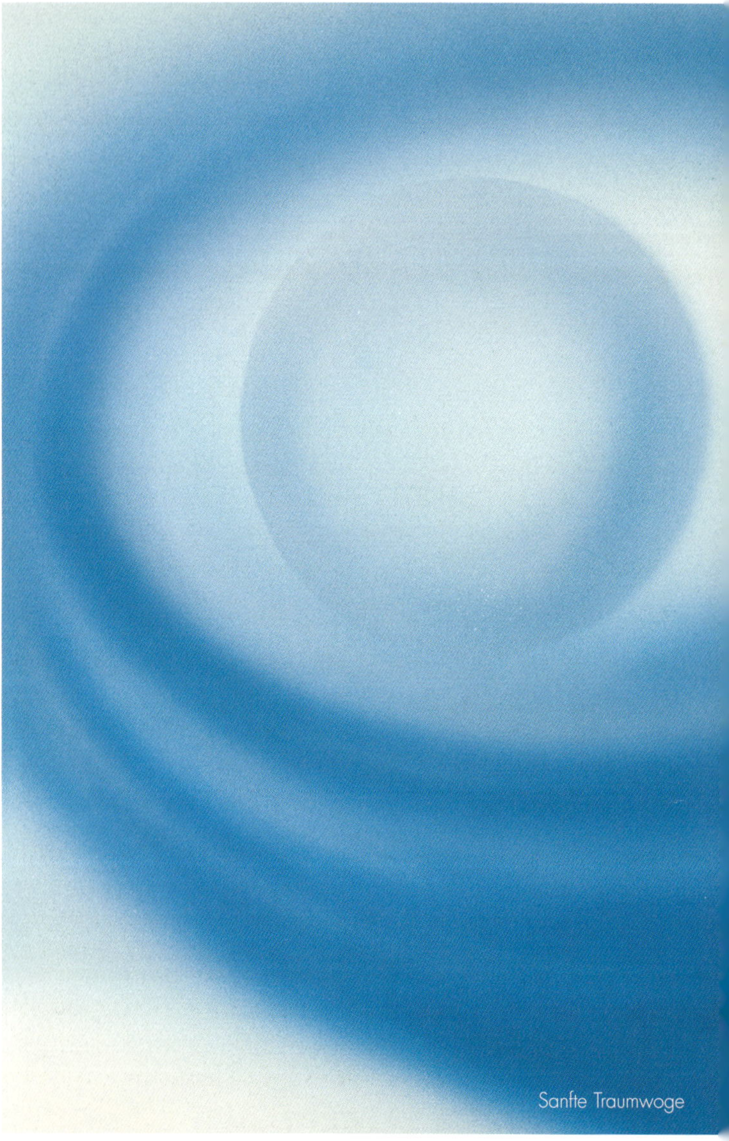
Sanfte Traumwoge

PERSONAL-COACH FÜR GESUNDHEIT, FITNESS, ERFOLG UND GESUNDEN SCHLAF

Wir alle wünschen uns intuitiv ein glückliches, gesundes, langes und erfolgreiches Leben. Insbesondere wenn Sie in der westlichen Zivilisation leben, wohnen, arbeiten und vor allem schlafen ist dies jedoch zwischenzeitlich nicht mehr so einfach. Das Lebensalter nimmt zwar kontinuierlich zu, jedoch die Gesundheitsstörungen ab der Lebensmitte ebenso. Die aktuellen Wissenschaften zeigen uns auf, dass unsere Gesundheit zwischenzeitlich von sehr vielen und komplexen Faktoren abhängig ist. Ausschlaggebend ist nach wie vor die Summe der positiv wirkenden Einflussfaktoren Ihrer persönlichen Lebensweise, also Ihr Lifestyle.

Wir sind durch die moderne Lebensführung fast alle aus dem Lebensrhythmus gekommen und dadurch nicht mehr mit den natürlichen Rhythmen in ausgleichender Resonanz. Das führt zu einer Reihe von Störungen, die unsere Gesundheit und Ausgeglichenheit und damit auch den Schlafvorgang nachhaltig aus dem Gleichgewicht bringen.

Gesunde Ernährung und Bewegung sind dabei wichtige Rhythmus-Geber, der wichtigste Rhythmus-Geber für den Tag ist allerdings unser Schlaf und umgekehrt.

Wenn wir über Gesundheit nachdenken, dann ist natürlich damit auch die Schlafgesundheit gemeint. Alle erwähnten Faktoren wirken sich ebenfalls auf die Schlafgesundheit und damit automatisch auf die Gesamtgesundheit aus. Unser Leben ist zunehmend komplexer und damit automatisch komplizierter geworden. Diese Entwicklung lässt Ihnen in wichtigen Bereichen Ihres Lebens eigentlich nur noch zwei Möglichkeiten: Entweder Sie führen und coachen sich in allen diesen wichtigen Bereichen selbst oder Sie lassen sich gezielt führen und coachen. Und genau dies nehmen immer mehr Menschen in Anspruch.

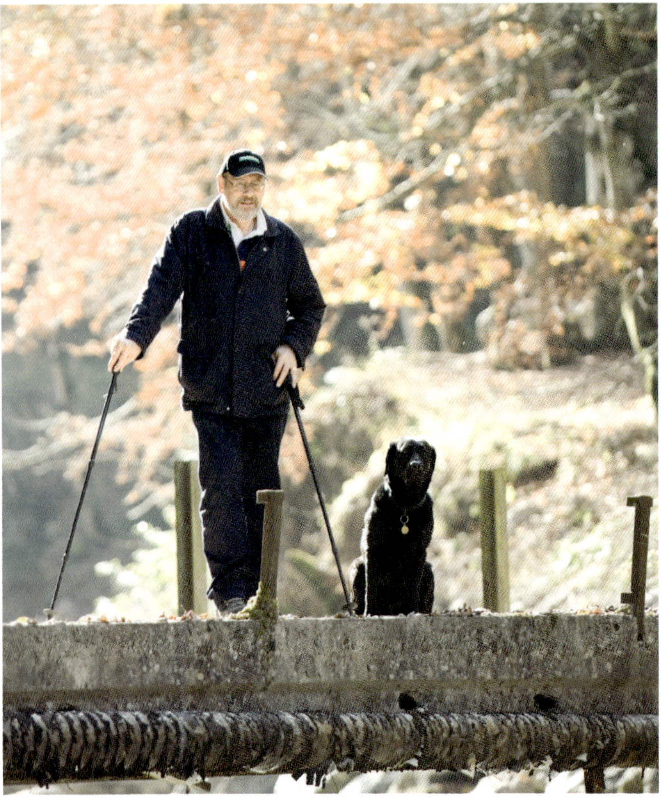

Der Personal-Coach hat heute in allen Lebensbereichen Hochkonjunktur und immer mehr Menschen, die nach Gesundheit, Vitalität und Erfolg streben, haben Ihren persönlichen Coach! Genau so ist dieses Buch gedacht: Gerne unterstütze ich Sie als Ihr persönlicher Schlaf-Gesund-Coach.

PERSÖNLICHE DIS-BALANCE UND IHRE FOLGEN

Wir alle sind heute unzähligen und vielfältigen Stressoren ausgesetzt, so dass unsere körperlich-seelische Balance dermaßen hin und her gerissen wird, dass unsere Gesamtgesundheit im höchsten Maß gefährdet ist. Und dazu gehört auch das wichtigste Fundament der Gesundheit, nämlich unsere Schlafgesundheit. So gesehen ist unser gesamtes Leben, unsere Gesamtgesundheit, unsere lebensenergetischen Vitalkräfte, unsere körperlich-seelische Fitness sowie auch unser persönlicher Lebenserfolg zu einem wahren Balanceakt geworden. Dabei gilt es zahlreiche Ebenen und Faktoren in Balance zu halten. Hier denken wir unter anderem an die rasant zunehmende Umweltverschmutzung und den bevorstehenden Klimawandel.

Auch unsere einst natürlichen und vitalen Nahrungsmittel sind zunehmend mit gesundheitsschädlichen Chemikalien versetzt, und wir werden zusätzlich überschüttet mit Fastfood, Fertiggerichten und Süßigkeiten, die unsere Gesundheit und unseren Schlaf nicht fördern. Nichtsdestotrotz bleibt die Förderung, Unterstützung und Wiederherstellung unserer Gesamtgesundheit das tragende Fundament unseres Lebens. Und genau dies sollte auch für Sie gelten, denn alle Ihre Träume, Wünsche, Visionen und Pläne, angefangen von Erfolg, Geld, Glück bis Lebensfreude sind letztendlich von Ihrer Gesundheit und Ihrer Leistungskraft abhängig.

GESUNDHEIT - WAS IST DAS?

Es gab Zeiten, da ist man davon ausgegangen, dass Gesundheit eher ein statischer Zustand sei. Die neuzeitliche Formulierung der Weltgesundheitsorganisation (WHO) deutet zwischenzeitlich eine neue, dynamischere Richtung an: „Gesundheit ist ein positiv funktioneller Gesamtzustand im Sinne eines dynamischen biopsychologischen Gleichgewichtszustandes, der erhalten bzw. immer wieder hergestellt werden muss". Gemäß dieser Definition ist Gesundheit also nicht mehr nur als ein Zustand zu verstehen, sondern vielmehr als ein dynamischer, sich laufend verändernder Prozess, der vor allem von uns selbst im Gleichgewicht gehalten werden muss.

Die Definition der Ottowa-Charta (WHO 1987) ist ebenfalls erwähnenswert: „Gesundheit ist als ein befriedigendes Maß an Funktionsfähigkeit in physischer, psychischer, sozialer und wirtschaftlicher Hinsicht und von Selbstbetreuungsfähigkeit bis ins hohe Alter" zu verstehen. Gerade die ‚Selbstbetreuungsfähigkeit bis in hohe Alter' einschließlich der Schlafqualität wird in unserer Gesellschaft immer wichtiger, wenn man zur Pflegediskussion einen positiven Beitrag leisten will.

Aus Sicht der Gesundheits-Psychologie kann Gesundheit heute dann erreicht werden, wenn es uns Menschen gelingt, die in allen Lebensbereichen vorherrschenden Gegensätze zu überwinden und dadurch letztendlich ein Gleichgewicht zwischen diesen gegeneinander wirkenden Kräften herzustellen. Und dieser Weg hat vorwiegend mit unserem eigenen Denken und Handeln und selbstverständlich mit unserem Schlaf zu tun. Denn der gesunde, erholsame und vor allem der Bioenergetische Schlaf® wirkt ausgleichend und stärkend.

In diesem Zusammenhang ist wichtig zu erkennen und zu akzeptieren, dass sowohl unsere Schlafgesundheit als auch unsere Gesamtgesundheit tatsächlich zu über 90 Prozent von unserem eigenen Denken, Handeln und Loslassen abhängig sind.

GESUNDHEITS- UND KRANKHEITSSTRESS

Paradoxerweise geraten Menschen in negativen Stress, wenn Sie wiederholt damit konfrontiert werden, was sie nicht tun sollen, weil es der Gesundheit schaden könnte. Dazu zählen unter anderem Genüsse wie Alkohol, Rauchen und gutes Essen. Obwohl wir heute unzählige Möglichkeiten zur Vermeidung von Gesundheitsproblemen kennen und obwohl es laufend Fortschritte in Medizin und Heilkunde gibt, hat es noch nie so viele kranke Menschen mit so vielen verschiedenen Krankheiten gegeben wie heute. Die „Internationale statistische Klassifikation der Krankheiten und verwandter Gesundheitsprobleme" (ICD-10) wurde von der Weltgesundheitsorganisation (WHO) erstellt. Wie viele Krankheiten es tatsächlich derzeit sind, weiß eigentlich niemand so genau, denn es werden ja jeden Tag mehr. Aber eines wissen wir mit Sicherheit: Es gibt nur eine Gesundheit!

DIE ASPEKTE FÜR EIN GESUNDES LEBEN

Welches sind nun die erwähnten Lebensbereiche und Lebensebenen, die für Ihren ganz persönlichen körperlich-seelisch-geistigen Rhythmus und damit für die Gesamtgesundheit Ausschlag gebend sind?
Mit dieser Frage haben sich Menschen, Heilkundige, Philosophen, Dichter und viele andere immer wieder auseinandergesetzt. Unserem heutigen Wissen und Zeitgeist entsprechend sind hier die wichtigsten Ebenen und Aspekte aufgezählt:

- Ihr physischer Körper
- Ihre geistig-seelisch-emotionale Ausgeglichenheit
- Ihre Denk- und Glaubensmuster
- Ihre Beziehung(en) zu sich selbst und anderen
- Ihre äußeren Lebensumstände
- Ihre persönlichen Finanzen
- Ihre Einstellung zu Ihrer Umwelt
- Ihre Fähigkeiten mit Stress und Konflikten umzugehen
- Ihr Lebenssinn und Ihr spirituelles Gleichgewicht

Das sind also Ihre wichtigsten persönlichen Ebenen und Aspekte, die im Wesentlichen Ihre Gesamtgesundheit beeinflussen und ausmachen. Und wenn wir den aktuellen Erkenntnissen der Quantenphysik Glauben schenken, können wir zusammenfassend die Antworten zu den Frage der Gesundheit auf einen gemeinsamen Nenner bringen: Alles hat auf alles einen Einfluss. So gesehen gibt es tatsächlich nichts und niemanden, der Ihre Gesamtgesundheit nicht beeinflusst. Was jedoch in jedem Fall bleibt ist die Tatsache, dass Sie selbst der größte Einflussfaktor und damit auch Rhythmus-Geber Ihrer Gesamtgesundheit sind und bleiben!

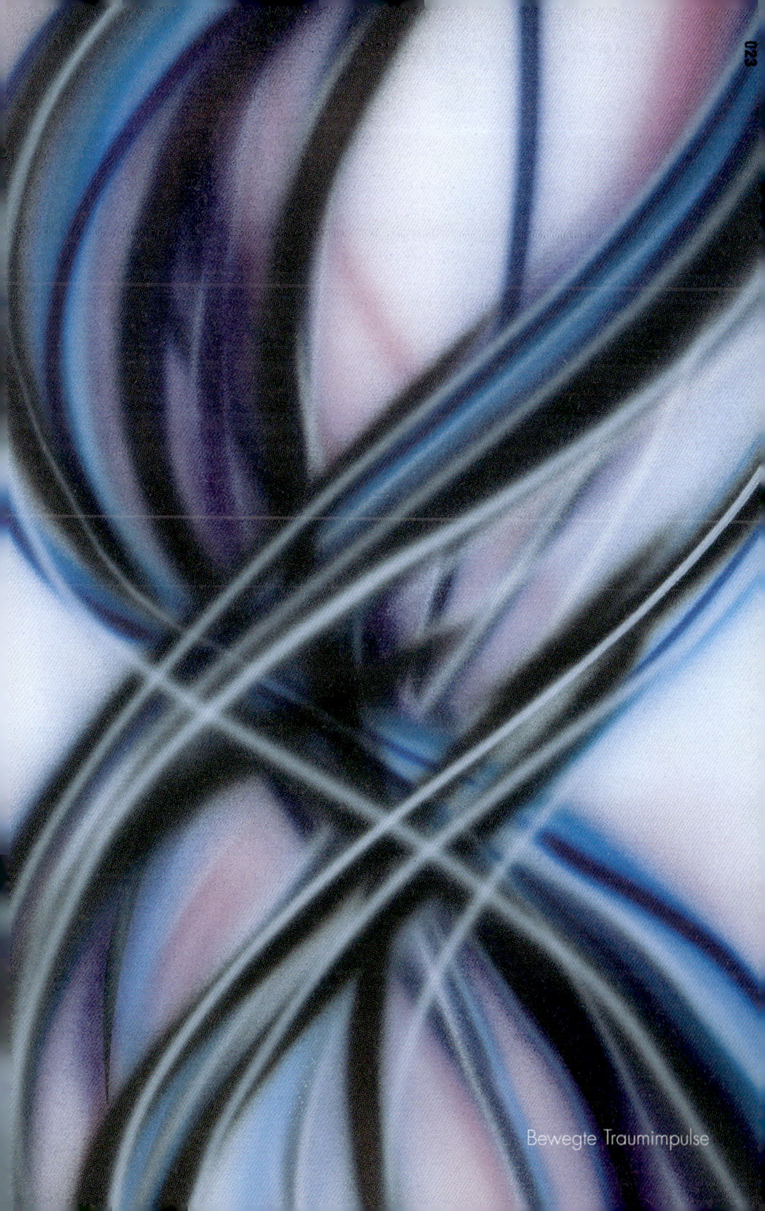

Bewegte Traumimpulse

SCHLAF ALS WICHTIGSTER KATALYSATOR

Der wichtigste Mittler zwischen allen diesen Außen- und Inneneinflüssen ist der äußerst komplexe Vorgang Ihres Schlafes! Einer der Pioniere der Schlafforschung und der Schlafmedizin, nämlich Prof. Dr. Karl Hecht, hat dies auf den Punkt gebracht: „Der Schlaf ist regulatorisch gesehen ein viel dynamischerer und komplizierterer Prozess als das Wachsein". Indem Sie also ab sofort Ihren Fokus auf die bewusste Wahrnehmung und Verbesserung Ihres Schlafes richten, werden sich die einzelnen inneren und äußeren Einflussfaktoren in Bezug aufeinander positiv verändern. Umgekehrt lässt sich daraus ableiten, dass, wenn sich wie erwähnt alles gegenseitig beeinflusst, Sie über die bewusste Veränderung einzelner innerer und äußerer Einflussfaktoren auch Ihren Schlaf verändern und verbessern können. Insgesamt haben wir es bezüglich Schlaf in unserer Gesellschaft im Moment eher schwierig: Etwa 40 Prozent der Menschen in der zivilisierten Welt klagen über einen „nicht mehr erholsamen Schlaf" und weitere 40 Prozent leiden bereits an manifestierten Schlafstörungen!

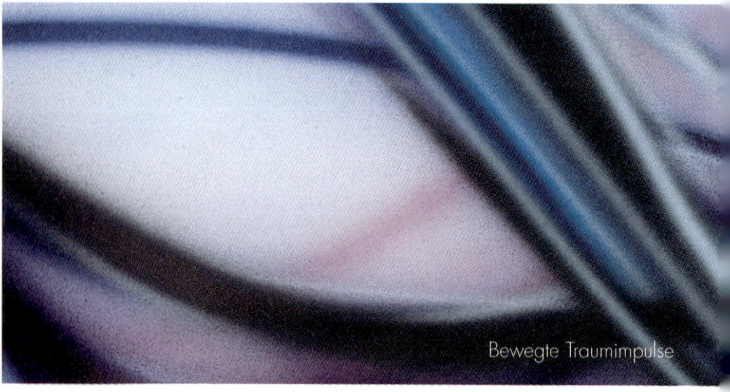

Bewegte Traumimpulse

Damit Sie künftig zu den restlichen 20 Prozent zählen, die gesund und erholsam schlafen, sind von Ihrer Seite ab sofort ganz gezielte Maßnahmen notwendig. Diese Maßnahmen beziehen sich im ersten Schritt auf Ihren Schlafraum, Ihre Schlafausstattung (Bett) und Ihr Schlafumfeld. In einem zweiten Schritt geht es dann auch um den Tag, genauer gesagt um den Tagesverlauf.

Schlechter, nicht erholsamer und gestörter Schlaf sind isoliert betrachtet zwar keine Krankheit – denn die Ursachen sind in über 95 Prozent nicht organisch. Die Ursachen sind vielmehr stressbedingt und führen psycho-physiologisch zu einem schlechten oder gestörten Schlaf. Dies hat wiederum sehr viel mit unserem eigenen Denken, Handeln sowie vordergründig mit unseren äußeren und inneren Schlafbedingungen zu tun. Solange es also nicht um organisch bedingte Schlafprobleme geht, ist die Schlafpsychologie eigentlich die richtige Plattform für ein Schlaf-Gesund-Coaching.

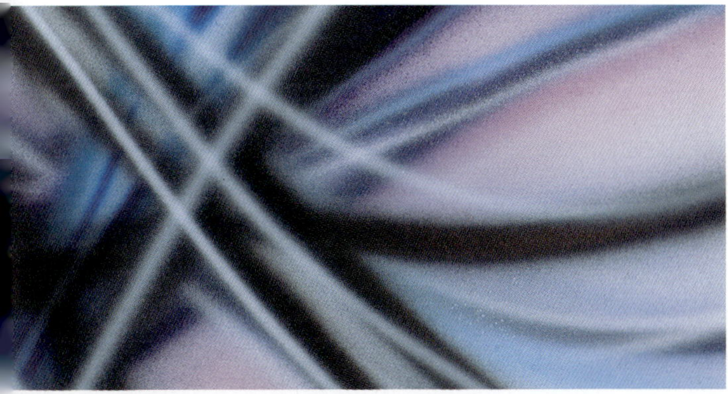

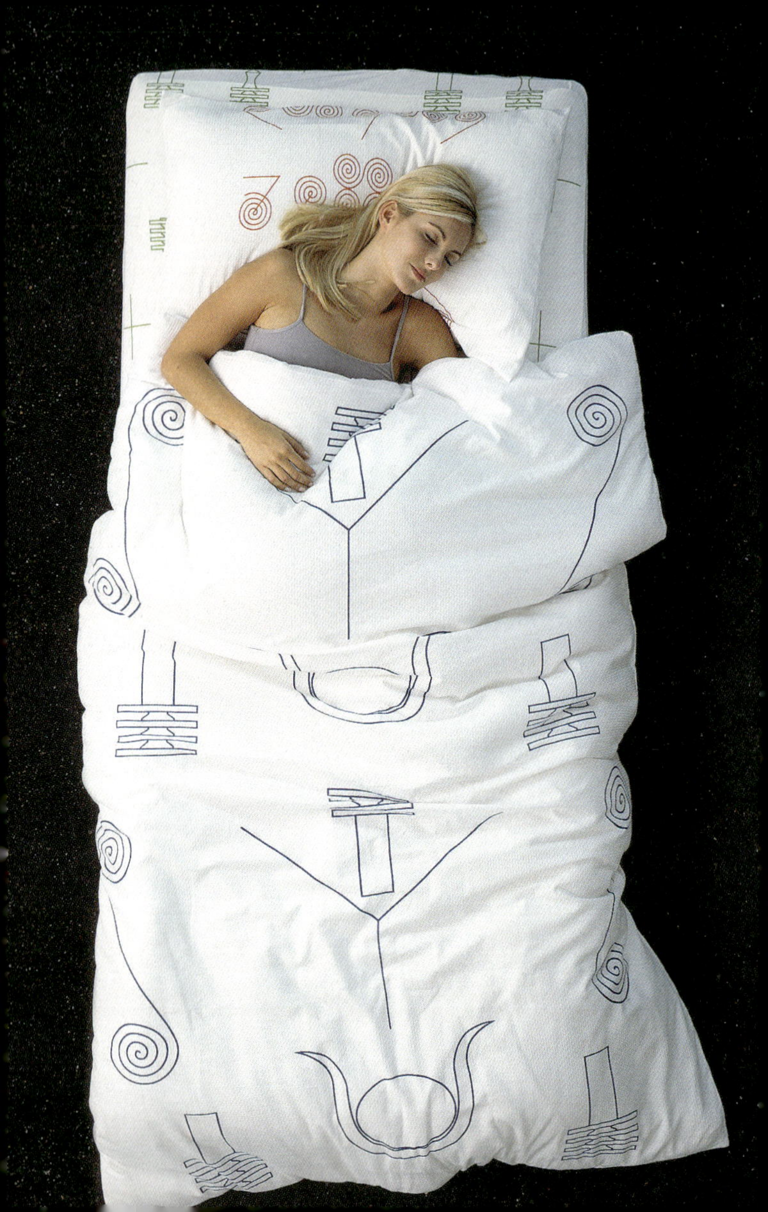

DIE SIEBEN SÄULEN DER GESUNDHEIT

Das von Vielen ersehnte lange, gesunde, glückliche und erfolgreiche Leben ist selbstverständlich von einigen elementaren Faktoren abhängig.

GESUNDHEITSSÄULE 1

Bioenergetisches Schlafen® im Sinne der ganzheitlichen Einbeziehung aller relevanten äußeren und inneren Einflussfaktoren ist die wichtigste Säule für Ihre Gesamtgesundheit. Ihr Schlaf summiert alle äußeren und inneren Einflüsse während der einzelnen Schlafphasen und spiegelt diese in seinem Erholungswert wider. Dieser nächtliche Erholungswert bildet die eigentliche Grundlage für Ihre Gesundheit, Vitalität und Ihr Wohlbefinden und damit auch die Basis für Ihren Erfolg. Der Bioenergetische Schlaf® braucht allerdings ganz bestimmte äußere und innere Bedingungen, damit er eintritt und zu einem biologisch hohen Erholungswert führt.

GESUNDHEITSSÄULE 2

Bevorzugen Sie gesunde, lebendige, vital- und nährstoffreiche und vor allem basenreiche Ernährung mit allen notwendigen Nährstoffen, Vitaminen, Mineralien, Amino- und Fettsäuren. Dazu gibt es umfassende Literatur, die Ihnen die Geheimnisse einer gesunden Ernährung näher bringt. Ergänzt werden sollte die Säule 2 mit dem Vorsatz, ganz bewusst Nahrungsmittelgifte, die sich in Obst, Gemüse, Getränken, Nahrungsmitteln etc. befinden können, zu vermeiden. Dazu gehört auch die gezielte Steuerung des so wichtigen Basen-Säure-Haushalts.

GESUNDHEITSSÄULE 3

Trinken Sie regelmäßig gesundes, lebendiges, kohlensäurefreies Wasser. Falls Ihr Leitungswasser diesem Anspruch nicht gerecht wird, weichen Sie auf natürliches Mineralwasser aus. Von der Tagesmenge her sind etwa 3 Prozent Ihres Körpergewichtes ideal. Verteilen Sie diese Trinkmenge auf den wachen Tag.
Zusätzlich sollten Sie sich mit dem richtigen Atmen auseinandersetzen. Der gestresste Mensch ist zu einem typischen ‚Flachatmer' geworden, was natürlich nicht vorteilhaft ist. Das Erlernen spezieller Atemübungen oder ein gezieltes Atemtraining sind sehr hilfreich. Tanken Sie jeden Tag so viel wie möglich natürliches Tages- und Sonnenlicht. Bevorzugen Sie die frühen Morgenstunden oder die Spätnachmittagstunden. Ansonsten ist es wichtig, sich vor der UV-Bestrahlung zu schützen.

GESUNDHEITSSÄULE 4

Gleichgültig ob es um Ihre Gesamtgesundheit oder den gesunden Schlaf geht, Sie sollten körperlich fit sein. Optimieren Sie daher Ihre Körper-Physiologie und Fitness durch Bewegung, Sport und regelmäßiges Training (Nordic-Walking, Joggen, Rebounding, etc).
Bringen Sie Liebe und Verbundenheit in Ihr Leben und sorgen Sie für ein ausgeglichenes, erfülltes Sexualleben.

GESUNDHEITSSÄULE 5

Setzen Sie sich täglich mit Ihrer positiven Selbstentwicklung auseinander, und zwar auf allen wichtigen Ebenen: körperlich, seelisch, emotional, mental, spirituell, sozial und finanziell. Dazu gibt es unzählige bewährte Lebensprinzipien (Self-Mastering).
Hier helfen Ihnen ausgewählte Literatur und gute Seminare. Arbeiten Sie mit positiven Selbstsuggestionen, Affirmationen und positiven Visualisierungen.

„Wenn auf Erden die Liebe herrschte, wären alle Gesetze entbehrlich."
(Aristoteles 384–322 v. Chr.)

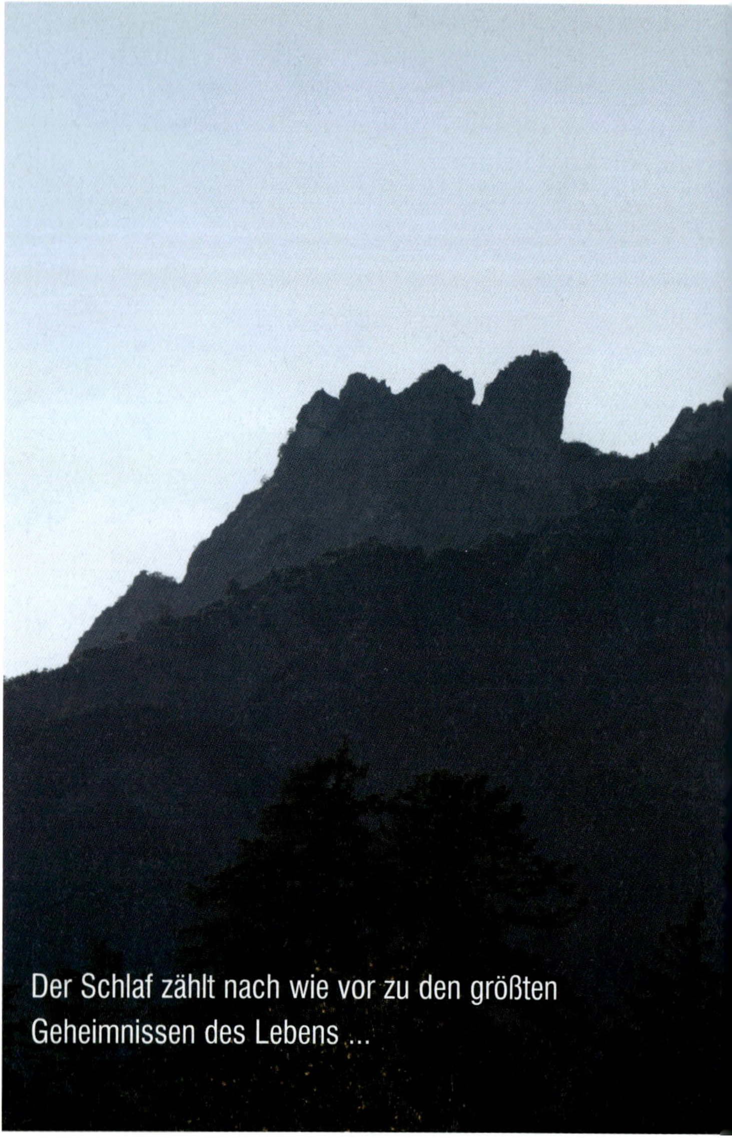
Der Schlaf zählt nach wie vor zu den größten
Geheimnissen des Lebens ...

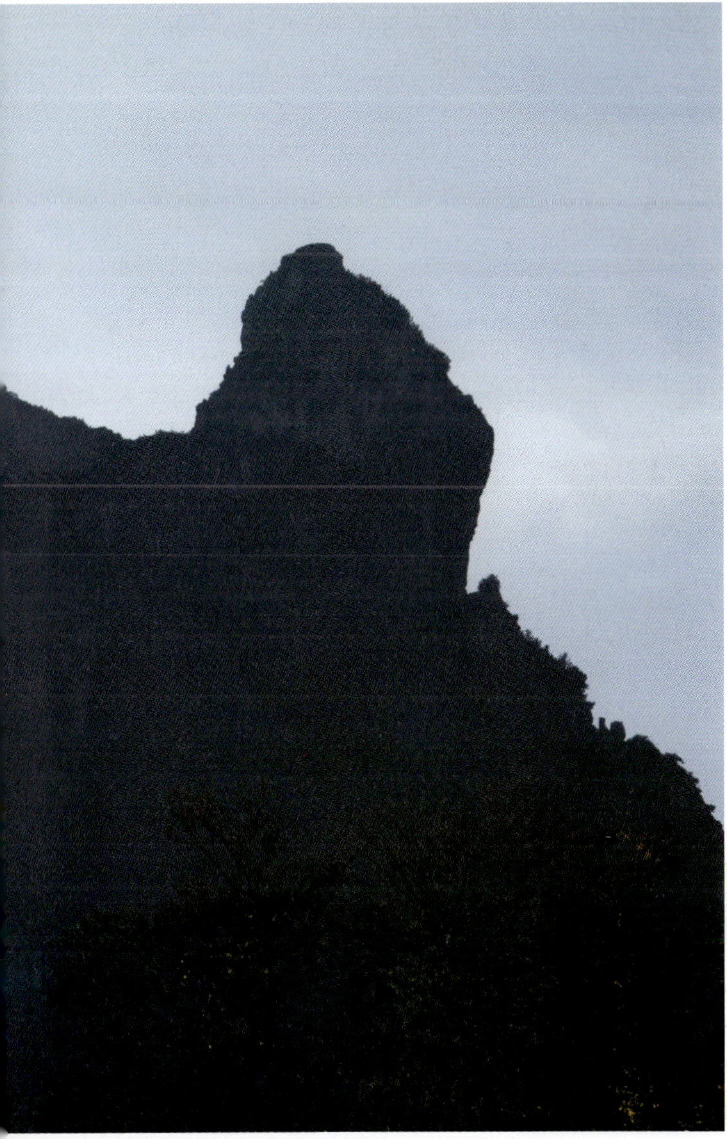

GESUNDHEITSSÄULE 6

Sorgen Sie für eine gesunde, gift- und elektrosmogfreie Wohn- und Arbeitsumwelt. Auch für den PC-Arbeitsplatz gibt es eine spezielle, geerdete Sitzauflage mit Silber-Baumwoll-Gewebe und Bio-Magneten, die den Elektrosmog neutralisiert. Verwenden Sie nach Möglichkeit Natur- und Bio-Lichtsysteme. Beschränken Sie insbesondere den Gebrauch von Handys auf ein notwendiges Minimum. Die Mobiltelefonie beeinflusst Ihre bioelektrischen, inneren Systeme und hat einen messbaren Einfluss auf Ihre Gehirnströme. Das gefährdet Ihre Gesamtgesundheit und hat in jedem Fall einen negativen Einfluss auf Ihre Schlafqualität!

GESUNDHEITSSÄULE 7

Sorgen Sie für einen regelmäßigen Ausgleich von Belastung und Erholung. Dabei helfen Ihnen Pausen, Entspannungs- und Meditationsübungen. Sehr wichtig sind für die Erholung und Entspannung regelmäßige, zielfreie Tätigkeiten, also Hobbies. Pflegen Sie harmonische Beziehungen innerhalb der Familie, mit Freunden und Arbeitskollegen.

Nochmals zusammengefasst: Die wichtigste Voraussetzung für ein erfülltes, erfolgreiches Leben ist und bleibt Ihre Gesamtgesundheit. Die wichtigste Voraussetzung für Ihre Gesamtgesundheit und Ihr Wohlbefinden ist wiederum der gesunde, erholsame und Bioenergetische Schlaf®. Dass der nächtliche Schlaf einen großen Einfluss auf unser tägliches Leben hat, ist nicht neu und diese Erfahrung haben Sie sicher auch schon selbst gemacht, wenn Sie schlecht geschlafen haben. Allerdings ist dieser Einfluss viel größer, als man dies aus wissenschaftlicher Sicht bisher angenommen hat. Das bedeutet, dass jeder Mensch, der die Idee hat, gesund leben zu wollen, in erster Linie seinen Schlaf optimieren sollte! Und dies wird von der Schlafforschung und Schlafmedizin voll und ganz bestätigt.

So fasste einer der prominentesten Schlafforscher und Schlafmediziner, nämlich Prof. Dr. William C. Dement von der Stanford University (USA) bereits 1999 zusammen: „Nach 40 Jahren Schlafforschung habe ich keinen Faktor gefunden, der auf unsere Gesundheit und unser Wohlbefinden einen so großen Einfluss hat wie der Schlaf." Zwischenzeitlich hat Prof. Dement diesbezüglich noch etwas nachgebessert und dies war sogar der renommierten „New York Times" eine Titelschlagzeile wert: „Unsere Gesundheit hängt zu mehr als 90 Prozent vom gesunden Schlaf ab!"

Und die praktische Erfahrung bestätigt dies ganz deutlich: Es gibt keinen gesunden Menschen, der schlecht schläft und es gibt keinen kranken Menschen, der biologisch gut schläft.

GEHIRN, BIOELEKTRIZITÄT UND SCHLAF

Im Grunde genommen ist in jedem biologischen System bioelektrische Energie vorhanden und wirksam. Alle wichtigen Prozesse in unserem Körper sind bioelektrisch gesteuert. Dabei spielt der Schlaf eine entscheidende Rolle, da es während des Schlafes zu zahlreichen regenerativen, regulierenden, ausgleichenden und letztendlich stärkenden Prozessen kommt. Damit wird die Körper-Seele-Geist-Einheit während des Schlafes zurück zur harmonischen Normalität geführt. Alle körpereigenen Regelprozesse werden durch die Funktionen des Schlafes harmonisiert, unterstützt, gefördert und jede Nacht aufs Neue gestärkt. Eine wichtige Rolle spielt bei all diesem Geschehen rund um den Schlaf unser Gehirn. Es ist auch während des Schlafes sehr aktiv, verarbeitet im Schlaf die gesamten Tageseinflüsse und hilft uns, über die Traumphasen psychischen Tages-Stress abzubauen. Im Schlaf werden zudem über vom Gehirn aktivierte Hormone Selbstheilungskräfte aktiviert. Während wir schlafen, werden unsere Zellen zum Beispiel acht Mal so schnell erneuert wie tagsüber, wenn wir wach sind.

Der Schlafforschung und Schlafmedizin stehen immer bessere Möglichkeiten zur Verfügung, um das physiologische Schlafverhalten zu messen und zu erforschen. War in den Anfängen der Schlafforschung vor allem die Beobachtungsgabe an Schlafenden gefragt, ermöglichen heute umfangreiche Messmöglichkeiten bis hin zu Bild gebenden Verfahren ganz andere Einblicke, was während des Schlafes in unserem Körper und vor allem in unserem Gehirn abläuft.

Mit Hilfe der Elektroenzephalographie (EEG) konnten Wissenschaftler schon in den 50er-Jahren feststellen, dass z. B. Traum-(REM)-Phasen in einem direkten Verhältnis zu bestimmten Gehirnaktivitäten stehen. Im nächtlichen EEG werden die Gehirnströme im Lauf des Schlafes gemessen und aufgezeichnet und können dann ganz bestimmten Schlafphasen zugeordnet werden. Daraus entsteht eine Grafik (Hypnogramm) oder ein Schlafprofil, wo man den zeitlichen Verlauf und die Ausprägung der Schlafphasen ablesen kann. Ein gesunder, erholsamer Schlaf führt zu einem ganz bestimmten Schlafprofil mit einer entsprechenden Schlafarchitektur.

DIE EINZELNEN PHASEN DES SCHLAFS

Wir unterscheiden vier Phasen des Schlafs, ausgehend von der ersten leichten Schlafphase (Stadium 1) bis zur vierten (Stadium 4), der so genannten Tiefschlafphase. So wird während der ersten 45 Minuten des Schlafs das Gehirn immer ruhiger, es fällt immer tiefer und die Augen des Schläfers bleiben entspannt. Damit ändern sich auch die Frequenzen und elektrischen Aktivitäten des Gehirns von 8–10 Hertz (Schwingungen pro Sekunde) auf bis zu 0,5 Hertz im Tiefschlaf. Dann kehrt sich dieser Prozess um, allerdings verbleibt der Schläfer dabei kurz in der ersten von normalerweise fünf Traum-(REM)-Schlaf-Phasen, die nur wenige Minuten andauern. Dieser Zyklus von Phase 1 bis zum Traum-(REM)-Schlaf wiederholen sich alle 90 Minuten und ein gesunder Schläfer macht pro Nacht vier bis fünf solcher Zyklen durch.

Der Verlauf eines Schlafes unter dem Aspekt der einzelnen Schlafphasen

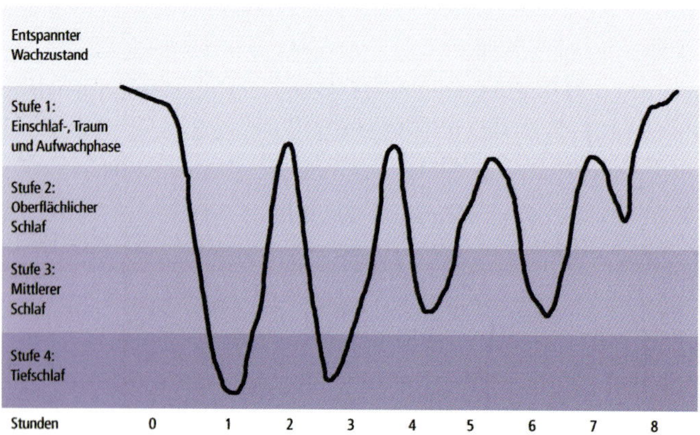

In der ersten Nachthälfte haben wir mehr Tiefschlaf-Phasen, in der zweiten Nachthälfte mehr Traum-(REM)-Phasen. Deshalb heißt der Schlaf vor Mitternacht „der goldene Schlaf", weil er vor der ersten REM-Phase der tiefste und regenerativste ist.

Der Tiefschlaf ist für die körperliche Regeneration wichtig, der Traum-(REM)-Schlaf für die psychische. Generell haben die Traum-(REM)-Phasen eine sehr wichtige Funktion für den gesunden, erholsamen Schlaf. Dies lässt sich aus Versuchsergebnissen der Wissenschaftler schließen. Hindert man nämlich Personen in den Traum-(REM)-Schlaf zu gelangen, haben diese bei der Lösung komplizierter und neuer Herausforderungen gegenüber Testpersonen mit ununterbrochenen Traum-(REM)-Schlaf-Phasen massive Probleme.

Dies ist auch ein plausibler Grund, warum auf die Anwendung von so genannten Schlafmitteln nach Möglichkeit verzichtet werden sollte, weil diese Beruhigungsmittel die Hirnstromaktivitäten im Betawellenbereich (13–30 Hz) verhindern.
Es sind jedoch genau diese Frequenzen, die während des Traum-(REM)-Schlafs auftreten und die messbar sind. Die Forschungsergebnisse haben deutlich gemacht, dass die Traum-(REM)-Phasen für sämtliche Lern- und Speicherprozesse am Tage, vor allem aber in der Nacht besonders wichtig sind.

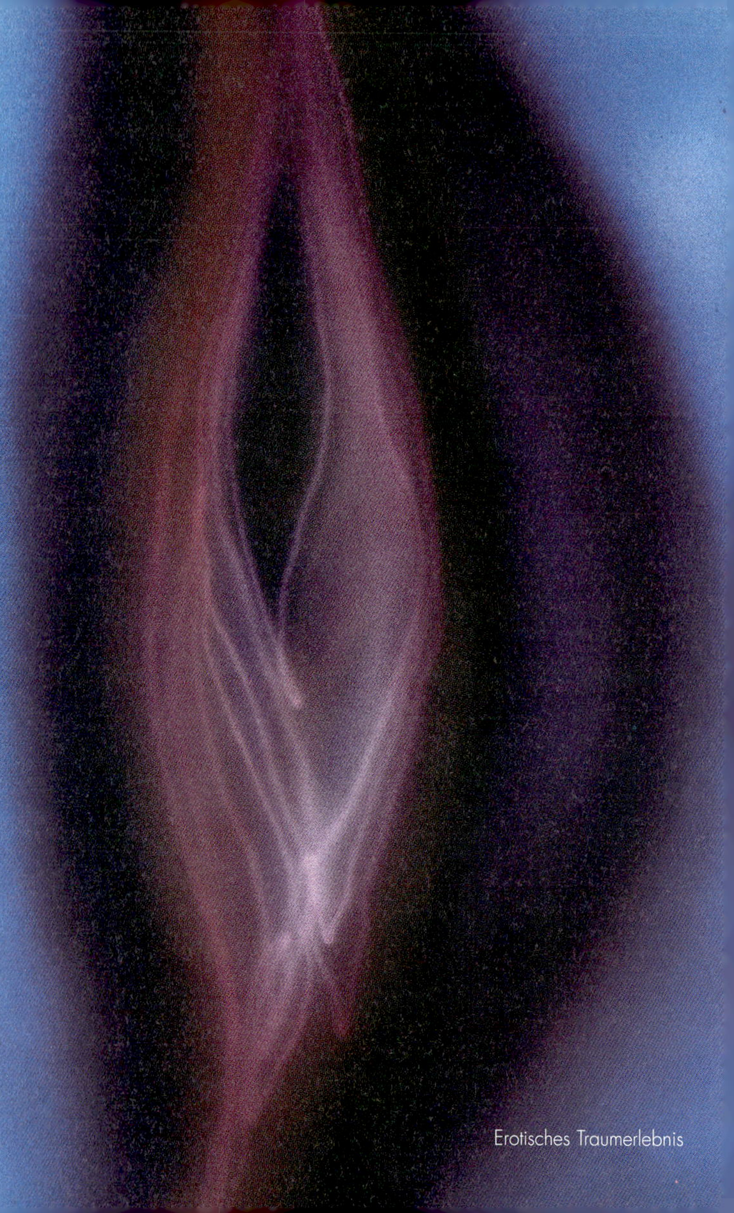

Erotisches Traumerlebnis

ELEMENTARE VORAUSSETZUNGEN FÜR GESUNDEN SCHLAF

Sie müssen nicht alles im Detail darüber wissen, wie Ihr Schlaf wirklich funktioniert und was während des Schlafs in Ihrem Körper und vor allem in Ihrem Gehirn so alles passiert. Es gibt Millionen von Menschen, die über ihren Schlaf so gut wie gar nichts wissen und trotzdem halbwegs gut schlafen. Eben nicht so gut wie sie könnten, aber immerhin schlafen sie. Umgekehrt gibt es immer mehr Menschen die sehr viele Details über ihren Schlaf erfahren haben und trotzdem nicht oder nicht gut und vor allem nicht erholsam schlafen. Deshalb sollten Sie vor allem jene Details kennen lernen, die für einen gesunden, erholsamen und vor allem Bioenergetischen Schlaf® unbedingt notwendig sind. Erst wenn Sie die elementaren Voraussetzungen für den biologischen Vorgang des Schlafes wirklich schaffen, kann zum Beispiel Ihre Epiphyse (Zirbeldrüse) die Produktion von Melatonin und Vasotocin (Schlafhormone) richtig anregen.

Diese Hormone wiederum sind Voraussetzung für das Erreichen der wichtigen Tiefschlafphasen. Denn nur in den Tiefschlafphasen kann zum Beispiel das Wachstumshormon Somatropin in der Hypophyse (Hirnanhangdrüse) erzeugt werden, das die aufbauenden und regenerierenden Prozesse einleitet. Körperliche und psychische Leistungsfähigkeit, Lebensfreude und Wohlbefinden sind die natürliche Folge davon. Auch die Immunabwehr wird gestärkt, die unter anderem die Abwehrstoffe auch gegen Krebszellen (Anti-Tumor-Effekt) bildet. Aus all diesen und einer Vielzahl anderer Gründe ist es für Sie sehr wertvoll, wenn Sie Schritt für Schritt lernen, wieder gesund, erholsam und bioenergetisch zu schlafen!

GESUNDER SCHLAF: DAS GRÖSSTE GESUNDHEITS- UND LIFESTYLE-PROJEKT

Abgesehen von der Notwendigkeit, dass wir in Zukunft unbedingt wieder besser schlafen lernen sollten, haben sich auch die Trendforscher mit diesem Phänomen auseinandergesetzt. Interessant sind dabei die Prognosen des renommierten Schweizer Gottlieb Duttweiler Instituts, das sich mit wissenschaftlicher Trendforschung beschäftigt. Dort ist man nämlich davon überzeugt, dass sich der gesunde Schlaf zum größten Gesundheits- und Lifestyle-Projekt entwickelt.

Das Gottfried Duttweiler Institut führt dazu aus: „Bald wird die gesunde Nachtruhe den gleichen Stellenwert haben wie heute eine gesunde Ernährung. Denn dank den Fortschritten in der Schlafforschung sind die Folgeschäden von Schlafmangel und Schlaflosigkeit immer besser bekannt: Zu wenig Schlaf macht dick, dumm und krank, nur gesunder Schlaf regeneriert Körper und Geist. Damit entsteht rund um den Schlaf ein wachsendes Potential für neue Angebote wie bessere Schlafmittel, Schlaf-Accessoires, Schlafprogramme, Schlafkuren, Traumtagebücher oder Schlaf-Beratung. So wird Schlafen von einer notwendigen Körperfunktion zu einem zentralen Faktor in unserem persönlichen Gesundheits- und Healthstyle-Programm – zumal der Erholungsbedarf in einer älter werdenden Gesellschaft steigt: Wer alt ist, wird schneller müde."

Dieser Trend ist in der Gesellschaft tatsächlich seit Jahren spürbar und das Interesse für den gesunden und vor allem für den Bioenergetischen Schlaf® nimmt täglich zu! „Wer alt ist, wird schneller müde". Der Erholungsbedarf nimmt real im Alter zu. Dieser ist aber nicht durch Schlafverlängerung, sondern durch Erhöhung der Schlafqualität, oder besser durch den Bioenergetischen Schlaf® mit Minischlaf am Tag und die unbedingte Einhaltung der Wach-Schlaf-Traum-Rhythmen, zu gewährleisten.

VON DER PSYCHOLOGIE ZUR SCHLAFPSYCHOLOGIE

Wenn es um die wichtigsten Anforderungen für Ihren gesunden und Bioenergetischen Schlaf® geht, spielt die „Hardware" ganz klar die Hauptrolle, nämlich ein ganzheitliches Schlafsystem. Dieses muss wiederum den Anforderungen der Schlafmedizin, Schlafpsychologie, Bau-, Wohn- und Elektrobiologie, der Orthopädie und der Raum- und Bettklimatologie entsprechen. Des Weiteren benötigen Sie für Ihren gesunden Schlaf auch die zu Ihnen passende „Software". Genau daraus hat sich die Grundlage meiner Lebensmission, nämlich die Schlafpsychologie, entwickelt. Da das psychische Element auch in Ihrem Leben eine große Rolle spielt, lohnt sich die Auseinandersetzung mit der eigenen Seele. Die Psychologie ist eine empirische Wissenschaft und im Mittelpunkt steht die Beschreibung, Erklärung und Vorhersage des Erlebens und Verhaltens von Menschen. Dazu gehören auch deren Entwicklung im Laufe des Lebens, sowie deren innere und äußere Ursachen und Bedingungen. Die „Allgemeine Psychologie" beschäftigt sich mit allgemeingültigen Gesetzmäßigkeiten in grundlegenden psychischen Funktionsbereichen wie Wahrnehmung, Lernen, Gedächtnis, Denken, Problemlösen, Wissen, Aufmerksamkeit, Bewusstsein, Motivation etc.

Die Schlafpsychologie beschäftigt sich im Unterschied dazu mit den individuellen Unterschieden und Abhängigkeiten im Schlaf-Traum-Wach-Verhalten und Schlaf-Wach-Traum-Erleben. Dabei sind auch Aspekte aus der Bio-Psychologie relevant, da viele Störungen des Schlafes psycho-physiologisch und damit hauptsächlich stressbedingt sind. Ebenfalls spielen innerhalb der Schlafpsychologie bioelektrische Messungen der Gehirnaktivität sowie Herzraten-Variabilitäts(HRV)-Analysen zur Beurteilung der vegetativen Fitness, der Schlafqualität und damit der eigenen Rhythmik eine große Rolle.

Heute ist es möglich, durch spezielle Recorder und entsprechende Software über die HRV (Herzraten-Variabilität) einen tiefen Einblick in die Ordnung oder Unordnung der inneren Rhythmik zu gewinnen, dem wichtigen Verhältnis von Belastung und Erholung, von Tagesaktivität und Nachtruhe. Der Herzschlag ist dazu deswegen gut geeignet, weil er sozusagen ein übergeordneter Rhythmus-Geber ist und dadurch eine Reihe anderer innerer Rhythmen mitsteuert.

So zeigen die HRV-Messungen reproduzierbar an, welchem Rhythmus die Veränderungen des Herzschlags gerade folgen – z. B. dem Blutdruck (Sympathikus/Belastung) oder der Atmung (Vagus/Erholung). Die Erfahrungen zeigen dabei deutlich, dass die entscheidenden Faktoren die eigene Lebensführung, die Fitness und der eigene Lebensrhythmus darstellen. Das Ziel in Richtung Schlafoptimierung ist eine ausgeprägte Balance zwischen Belastung und Erholung. Dadurch sind auch die Erholungseffekte von Pausen, entspannenden Tätigkeiten, Atemübungen und natürlich des Schlafes mess- und dokumentierbar geworden.

Weiters sind in diesem Zusammenhang auch sozialpsychologische Aspekte von Interesse, da sich unser soziales Verhalten und unsere sozialen Bindungen ebenfalls auf unsere Gedanken, Gefühle, Lebensrhythmik und damit auf unseren Schlaf auswirken. Innerhalb der Schlafpsychologie ist somit der Vorgang des Schlafes zu einem wichtigen Seismographen und Gradmesser für die Körper-Seele-Geist-Balance und damit der Gesamtgesundheit geworden.

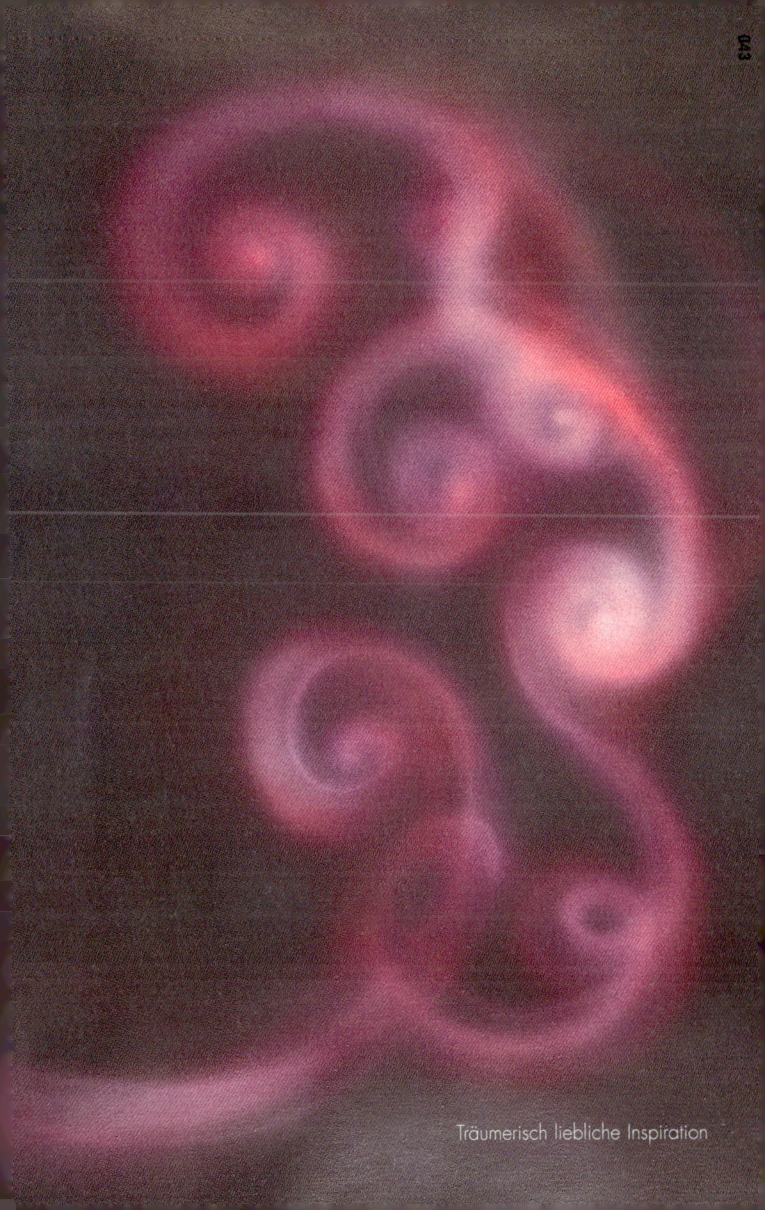

Träumerisch liebliche Inspiration

IHR SCHLAF IST DER SPIEGEL IHRES WACHSEINS

In vielen wissenschaftlichen Bereichen haben wir zur Jahrtausendwende Paradigmenwechsel erlebt. Den größten Einfluss auf die neue Sichtweise hat die Quantenphysik genommen, indem sie uns in ihren Modellen die immer währende Vernetzung aller lebenden Systeme präsentierte. Dadurch kommt es auch wieder zu einer sukzessiven Zusammenführung der untrennbar miteinander verbundenen und agierenden Körper-Geist-Seele-Komponenten. Das neue wissenschaftliche Grundlagen-Denken heißt also „Alles ist mit allem verbunden und alles hat auf alles einen Einfluss". Unter diesem Aspekt muss die Schlafforschung dringend noch intensiver auf die Wach- und Traumforschung ausgedehnt werden. Denn der Schlaf und seine Träume sind nichts anderes als der Spiegel unseres Wachseins.

Umgekehrt ist es natürlich genauso – Ihr Schlaf-Traumleben spiegelt sich am nächsten Tag in den Rhythmen Ihres Wachlebens. Dies bedeutet für Sie – je ausgeglichener und emotional harmonischer Ihr Tag verläuft, umso tiefer und erholsamer wird Ihr Schlaf sein. So gesehen befinden wir uns alle in einer eher schwierigen Phase unserer evolutionären und gesundheitlichen Weiterentwicklung. In unserer 24-Stunden-Leistungs-Gesellschaft wird es auch zeitlich immer schwieriger, dem Schlaf den richtigen Stellenwert einzuräumen. Die Folgen sind unübersehbar: Der subtile und gleichzeitig unschätzbar wichtige Vorgang des Schlafes ist mittlerweile sehr gefährdet. Nicht erholsamer Schlaf, Schlafstörungen und chronisches Schlafdefizit durch zuwenig Schlaf breiten sich fast epidemieartig aus. Dies trifft vor allem auf die Regionen auf unserem Planeten zu, wo wir glauben „zivilisiert" zu leben und damit auch zu schlafen. Und im gleichen Umfang wie Schlafdauer und Schlafqualität abnehmen, nehmen die Zivilisationskrankheiten weltweit zu.

Dies scheint aus wissenschaftlich fundierter Sicht eine sehr fatale Entwicklung zu sein, denn als Ursache vieler Zivilisationskrankheiten steht der zunehmend schlechte Schlaf im Verdacht. Darauf deuten aktuelle Ergebnisse aus der interdisziplinären Forschung in der Schlafmedizin hin. Man geht nämlich dort bereits heute davon aus, dass eine Reihe von Zivilisationserkrankungen wie Herz- Kreislaufstörungen, Bluthochdruck, Diabetes mellitus Typ II, Stoffwechsel- und Immunsystem-Störungen sowie Krebs viel mehr mit schlechtem Schlaf zu tun haben, als man bisher von wissenschaftlicher Seite angenommen hat.

Das Ursache-Wirk-Prinzip für das nächtliche Schlafen begründet sich auf der wissenschaftlichen Tatsache, dass der Schlaf eine „Instinkt-Handlung" des Menschen ist. Somit gibt die Natur den Tag-Nacht-Rhythmus und daraus resultierend den Wach-Schlaf-Traum-Rhythmus vor. Der Tages-Aktivität folgt automatisch und auf Basis naturgesteuerter innerer Uhren die Nacht-Ruhe.

Beide sind in ihrer Ausprägung und Qualität voneinander abhängig. Da für uns Menschen insbesondere das Tag-Leben von Interesse ist, ist es umso wichtiger, die aus dem Schlaf kommende Regeneration und Aufladung der Lebensenergie ganz gezielt bewusst zu machen, zu unterstützen und zu fördern. Dass diese Zusammenhänge mehr als fundiert sind, zeigen die sehr umfangreichen Studien an Menschen, die Nachtarbeit verrichten und dadurch zusätzlichen Gesundheitsrisiken ausgesetzt sind.

SIND NICHT ERHOLSAMER SCHLAF UND SCHLAFSTÖRUNGEN HAUSGEMACHT?

Die Ausgangslage ist inzwischen mehr als übersichtlich: Etwa 40 Prozent der zivilisierten Menschen klagen über „nicht erholsamen Schlaf", weitere 40 Prozent haben bereits manifestierte, chronische Schlafstörungen. Schlafmediziner haben im Laufe der letzten Jahrzehnte knapp 90 verschiedene Formen von Schlafstörungen herausgefunden. Tatsächlich gibt es unzählige Gründe und Ursachen, um schlecht zu schlafen. Doch die meisten sind im wahrsten Sinne des Wortes „hausgemacht", denn die zunehmenden Schlafprobleme haben sehr viel mit unseren Häusern und Wohnungen zu tun. Schon vor 30 Jahren hat der Begründer der modernen Bau-, Wohn- und Schlafbiologie, der Arzt Dr. Hubert Palm – der ebenfalls zu einem meiner wichtigsten Lehrmeister zählt – darauf hingewiesen, dass vermutlich elektromagnetische Felder zu den größten Störfaktoren des Schlafes zählen! Leider sollte er Recht bekommen, wie uns heute die Wissenschaft der Elektrobiologie aufzeigt. In den letzten fünf Jahrzehnten haben sich die Menschen vermehrt in Gebäude zurückgezogen.

Wir leben in Häusern und Wohnungen, wir arbeiten hauptsächlich in Gebäuden und wir verlegen auch immer öfter unsere sportlichen Aktivitäten in Fitnesszentren. Dass zwischen Gebäuden, Räumen und Einrichtungen Wechselwirkungen zu den Menschen entstehen, ist eigentlich selbstredend. Empirisch wissenschaftlich setzt sich mit dieser Thematik die Baubiologie, also die Lehre vom gesunden Bauen, Wohnen und Schlafen auseinander. In diesem Zusammenhang gibt es klare Anforderungen an unsere Wohn- und Schlafräume, deren Einrichtung und Technisierung. Dabei geht es auch um interne und externe Störfaktoren an unseren Schlafplätzen und die biologisch, orthopädisch und bettklimatisch oft unzureichenden Schlafunterlagen.

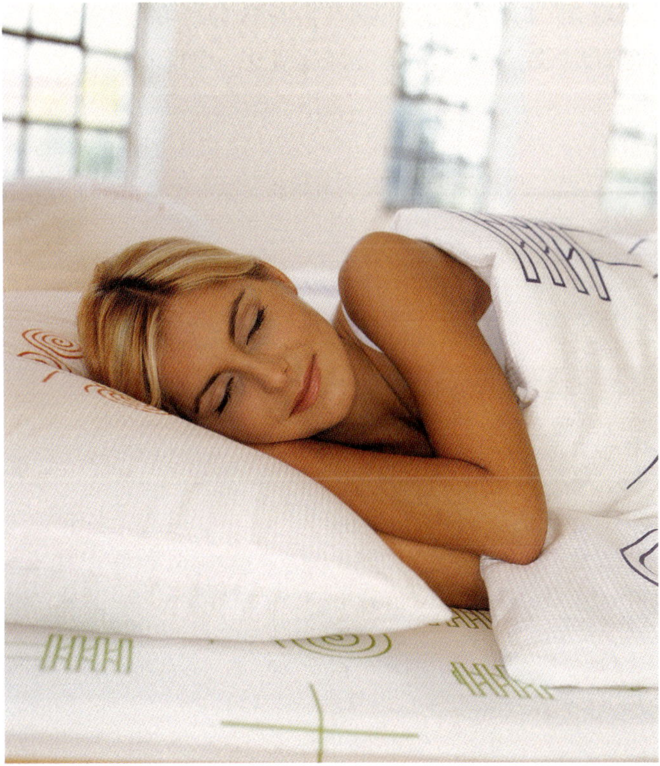

Das heißt, vielfach sind der schlechte Schlaf und die Störung des Schlafes eben „hausgemacht". Insgesamt hat die Bau-, Wohn- und Schlafbiologie eine aus gesundheitlicher Sicht sehr weise Regelung bezüglich von Grenzwerten und Toleranzen aufgestellt: Schon auf die Gefahr hin, dass ein Einfluss gesundheitsschädlich sein könnte, sollte dieser vermieden werden! Dies gilt im Besonderen für Schlafzimmer und Schlafplätze.

SCHLAF IST MESSBAR - AUCH BEI IHNEN ZUHAUSE

Die Folgen des schlechten, nicht erholsamen oder gestörten Schlafs sind schon öfter erwähnt worden: Wer schlecht schläft, ist am nächsten Tag müde, unkonzentriert und leistungsschwach. Zudem fühlen sich manche nach solchen Nächten schlecht gelaunt und depressiv. Lang anhaltend schlechter, nicht erholsamer oder gestörter Schlaf gefährdet in jedem Fall die Gesundheit und das Wohlbefinden des Menschen!

So wie sich der Blutdruck subjektiv nicht einschätzen lässt, so kann man auch den Schlaf, der ja noch viel komplizierter ist als der Blutdruck, nicht subjektiv einschätzen und beurteilen. Bisher war es eigentlich nur in Schlaflabors möglich, den Schlafverlauf zu messen und dann schlafmedizinisch beurteilen zu lassen. Diese Form der hoch technischen Schlafanalyse in künstlichen Labor-Schlafräumen mit ungewohnter Umgebung, hoher Technisierung wird bei ganzheitlich orientierten Schlafmedizinern zunehmend hinterfragt. Aus diesem Grunde werden immer häufiger ambulante, mobile Schlaf-Analysatoren angewendet. Auch ich nutze seit Jahren diese von der Öffentlichkeit und teilweise auch von der Fachwelt nicht richtig wahrgenommene Innovation. Damit ist sowohl der schlechte, gestörte als auch der gesunde und Bioenergetische Schlaf® objektiv messbar – und zwar bei Ihnen zu Hause und in Ihrem eigenen Bett.

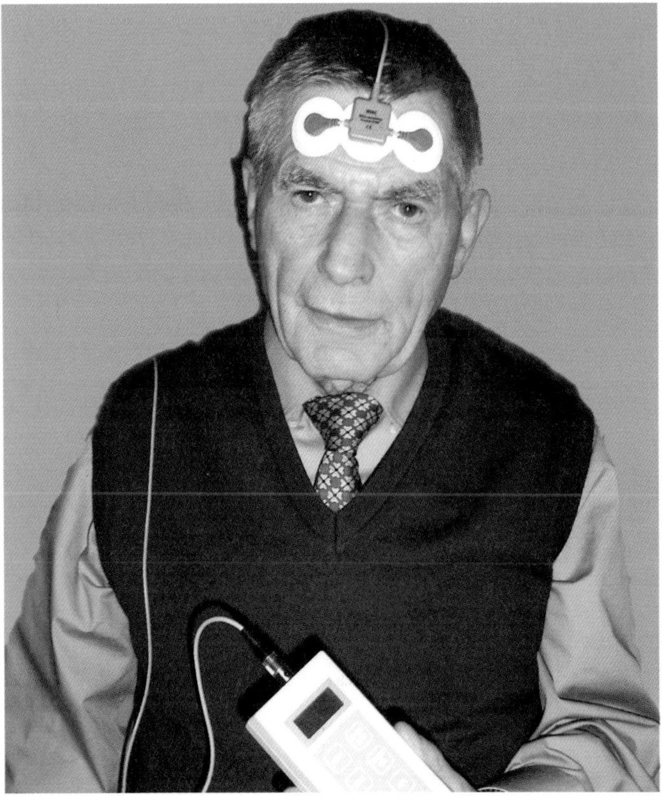

Die medizinisch-wissenschaftliche Schirmherrschaft für diese neue und einfache Messanalyse (QUISI®) hat der Schlafmediziner und Chronobiologe Prof. Dr. med. habil. Karl Hecht übernommen. Dabei wird der gesamte Schlafvorgang über einen einfach anschließbaren EEG Recorder aufgezeichnet und kann dann über eine spezielle Software detailliert ausgewertet werden.

Über einen umfassenden Fragebogen werden dann weitere relevante Daten erhoben, die bei der Auswertung und Beurteilung mit berücksichtigt werden. Mit dieser Methode können sämtliche Wechselwirkungen auf den Schlaf wie z.B. Raumklima, Schlafausstattung, Elektrosmog, Lärm etc., die am eigenen Schlafplatz tatsächlich stattfinden, gemessen und ausgewertet werden. Und selbstverständlich können auch sämtliche Veränderungen, Optimierungsmaßnahmen, Therapien oder Ergebnisse des Schlafcoaching über den Schlaf-Analysator überprüft werden. Falls Sie sich näher dafür interessieren, besuchen Sie bitte meine Homepage *www.schlafcoaching.com*.

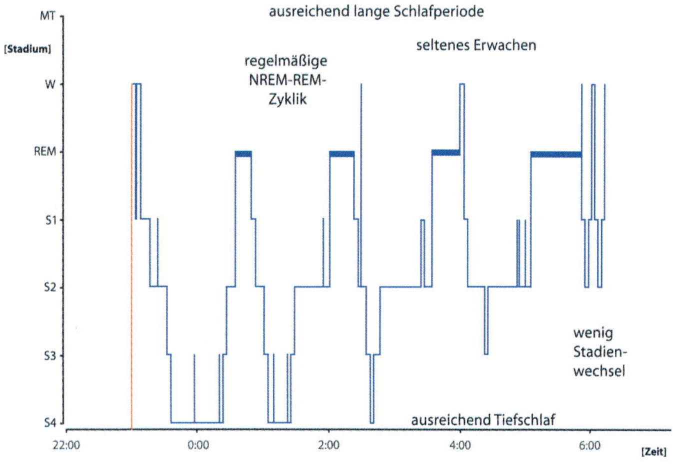

Mit dem automatischen Schlafanalysator QUISI® kann man in Verbindung mit einem ausführlichen Fragebogen die Schlafqualität beurteilen.

SCHLAF UND HRV (HERZRATEN-VARIABILITÄT)

Als weitere Möglichkeit zur Messung der Schlafqualität vor allem für die Zukunft gilt die Messung der Herzraten-Variabilität (HRV). Der menschliche Organismus unterliegt einer durch innere Uhren bestimmten Rhythmik. Ein wichtiger Rhythmus-Geber ist dabei unser Herzschlag. Unser Herz schlägt nicht ganz regelmäßig, sondern variiert um einen Mittelwert. Dies ist insbesondere während der Erholung und während des Schlafs gut messbar. Das Phänomen der Erholung durch Pausen, Entspannung und vor allem Schlaf ist ein Grundprinzip zur Aufrechterhaltung von Gesundheit, Fitness und Leistungskraft. Nur in der Phase der Erholung ist unser Organismus in der Lage, sich zu regenerieren, Mikrowunden zu reinigen, sich von chemischen Abbauprodukten zu reinigen und Selbstheilungskräfte zu aktivieren. Durch die Messung der variablen Größe, die zwischen zwei Herzschlägen liegt, kann man die Körperrhythmik umfassend darstellen und analysieren. Dabei spielt unser autonomes Nervensystem (ANS) die zentrale Rolle.

Denn die Herzraten-Variabilität kommt über das autonome Nervensystem durch das zyklische Zusammenwirken der beiden vegetativen Steuersysteme, Belastung = Sympathikus und Erholung = Vagus, zustande. Je besser also der Organismus im Rhythmus ist und je ausgeglichener Belastung (Sympathikus) und Erholung (Vagus) stattfinden, desto besser ist auch die Regeneration durch Schlaf. Insbesondere während Erholungs- und Schlafphasen schwingt der Organismus besonders kräftig und unser Herzschlag wird vor allem über den Atemrhythmus modelliert. Um die Abstände zwischen zwei Herzschlägen exakt messen zu können, wurden spezielle HRV-Recorder entwickelt. Diese arbeiten hoch präzise und wesentlich genauer als ein herkömmliches EKG (Elektrokardiogramm).

Mit einer 24-Stunden-Messung erhält man entsprechende Diagramme, die das Wechselspiel zwischen Belastung (Sympathikus) und Erholung sowie Schlaf (Vagus) darstellen. Dadurch ist sowohl eine Beurteilung der Rhythmik als auch der Erholungs-Schlaf-Qualität möglich.
Mit dieser Messmethode lassen sich auch Stress- und Umwelteinflüsse (Lärm, Elektrosmog) sowie die Wirkung bestimmter Materialien auf die Herzraten-Variabilität messen und analysieren.

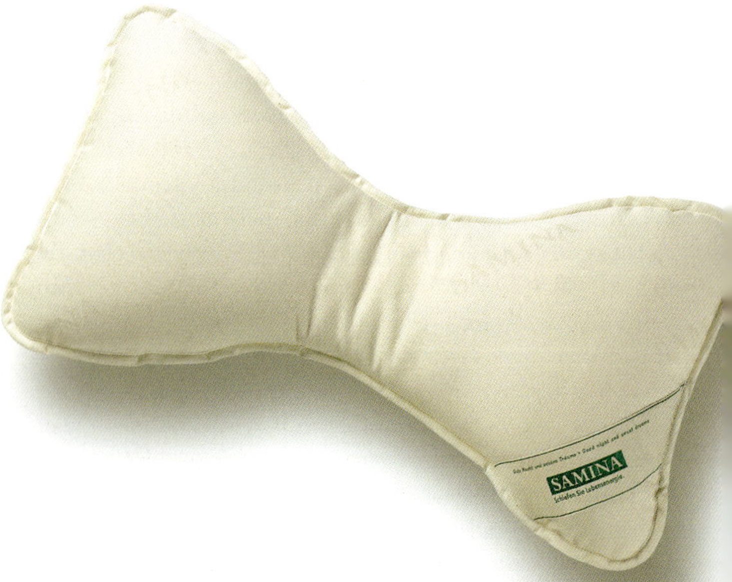

MATERIALIEN BEEINFLUSSEN DIE SCHLAFQUALITÄT

Die für den Schlafraum verwendeten Bau- und Einrichtungsmaterialien und insbesondere die für die Bettausstattung verwendeten Rohstoffe haben größere Auswirkungen auf die biologische Schlafqualität als bisher angenommen wurde. So ist es einer Österreichischen Forschungsgesellschaft (JOANNEUM RESEARCH) über HRV-Messungen gelungen, Aufsehen erregende Erkenntnisse zum Beispiel über die positiven Auswirkungen von Zirbenholz zu gewinnen. Durchgeführt wurden die HRV-Untersuchungen an einer Reihe von Testpersonen. Beim Test im Labor zeigten sich signifikante Unterschiede in der Erholungsqualität zwischen einem Zirbenholzzimmer und einem identisch gestalteten Holzdekorzimmer. Zirbenholz bewirkte eine niedrigere Herzrate bei körperlichen und mentalen Belastungen. In den anschließenden Ruhephasen wurde der vegetative Erholungsprozess beschleunigt. Wetterfühligkeit der Herzfrequenz trat im Zirbenzimmer zum Beispiel gar nicht auf. Nachgewiesen ist dadurch auch die bessere Schlafqualität im Zirbenholzbett! Diese Erkenntnisse fasst der wissenschaftliche Leiter Prof. Maximilian Moser zusammen: „Wer in einem Zirbenholzzimmer oder Zirbenholzbett schläft, erreicht eine durchschnittliche Arbeitsersparnis für das Herz von etwa 3.500 Schlägen. Dies entspricht einer Stunde Herzarbeit pro Tag." Diese Ergebnisse bestätigen meinen schon vor 20 Jahren eingeschlagenen Weg der Schlafraumoptimierung und der Entwicklung eines ganzheitlichen Schlaf-Gesund-Konzeptes unter Verwendung natürlicher, schadstofffreier und handwerklich verarbeiteter Materialien wie Schafschurwolle, Baumwolle, Esche-Massiv-Holz bis hin zur Verwendung von Zirbenholzspänen als Füllungen in Kissen. Mit den kurz beschriebenen Messmethoden lassen sich diese positiven Wirkungen auf den Schlaf (QUISI®) und den vegetativen Status (HRV) reproduzierbar nachweisen.

„So richtig fit sein" – das ist etwas, was sich jeder wünscht. Denn körperlich-mentale Fitness gehört einfach zu einem gesunden und erfolgreichen Leben dazu. Und genau hier kann zusammengefasst gesagt werden: Schlaf ist wirklich die allerbeste Medizin. Das weiß nicht nur der Volksmund, auch die moderne Wissenschaft entdeckt den Schlaf und seine Kräfte als medizinisches Vorsorgeinstrument neu. „Gesunder Schlaf als Wellness für Zuhause" bestätigt den Trend hin zur Bewusstmachung des Schlafes. Dass Schlaf durchaus zur Steigerung von Fitness und Leistungskraft bestens geeignet ist, zeigen Studien und Erfahrungen mit Spitzensportlern.

MEHR UND GUTER SCHLAF BRINGT SPORTLER VORAN

Für diese Zusammenhänge interessiert sich seit einigen Jahren auch die Sportpsychologie. Denn die Erkenntnisse der Schlafforschung und Schlafmedizin bestätigen die intuitive Ausrichtung von Leistungs- und Spitzensportlern, neben regelmäßigem Training insgesamt großen Wert auf Erholung, Regeneration und Schlaf zu legen. In zahlreichen Studien hat man bereits nachgewiesen, dass Schlafmangel einen negativen Einfluss auf die Leistungsfähigkeit von Sportlern hat. Jetzt hat man bei einer Studie den Spieß umgedreht und herausgefunden, dass Sportler nicht unbedingt mehr trainieren müssen, um ihre Leistung zu steigern. Amerikanische Forscher haben ermittelt, dass schon etwas zusätzlicher Schlaf einen deutlichen Unterschied machen kann – und zwar in körperlicher wie in mentaler Hinsicht.

Die Studie wurde mit Basketballspielern einer Universitätsmannschaft durchgeführt. Diese behielten zunächst zwei Wochen lang ihren gewohnten Schlafrhythmus bei. Dann jedoch wurden sie angewiesen, so viel zu schlafen, wie nur irgend möglich. Regelmäßige Tests offenbarten einen klaren Effekt: Nicht nur die Sprintgeschwindigkeit verbesserte sich um durchschnittlich 7 Prozent, auch erzielten sie nun deutlich mehr Freiwurftreffer. Darüber hinaus waren sie besserer Stimmung und fühlten sich weniger erschöpft als zu Beginn der Untersuchung.

Die Studie war auf die Verlängerung des Schlafs fokussiert, was langfristig eher zu einem gegenteiligen, also negativen Ergebnis führt. Zuviel Schlaf ist nämlich ebenso problematisch wie zu wenig. Der richtige Weg ist allerdings die Verbesserung der Wach-Schlaf- sowie Belastungs- und Erholungsrhythmik und dadurch der Verbesserung der Schlafqualität durch das Bioenergetische Schlaf-Gesund-Konzept.

Dies ist mit ein Grund, warum heute das Bioenergetische Schlaf-Gesund-Konzept von zahlreichen Leistungs- und Spitzensportlern angewendet wird. Damit nutzen diese die gezielte Schlafoptimierung sozusagen als „natürlichstes, bestes und kostengünstigstes Doping" mit nur positiven Nebenwirkungen: eine Vielzahl von Weltrekorden und Bestleistungen und damit Goldmedaillen!

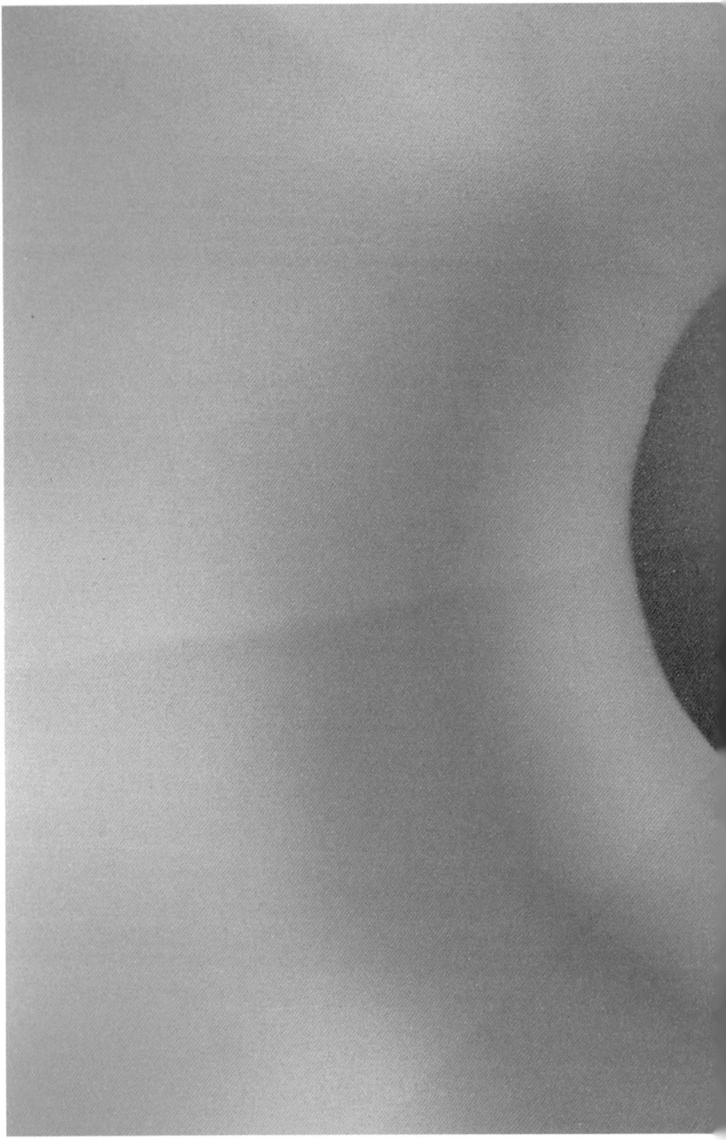

Stille Traum-Unendlichkeit

Man kann also den gesunden, erholsamen Schlaf als natürliches und nebenwirkungsfreies Dopingmittel zur Leistungssteigerung nutzen. Allerdings sollte auch der umgekehrte Weg nicht verschwiegen werden. Denn immer mehr Menschen versuchen den Schlaf mit Medikamenten zu dopen. Es gibt sicherlich die medizinische Notwendigkeit Schlafmedikamente einzusetzen. Dies sollte jedoch in jedem Falle immer nur eine temporäre Lösung sein, da Schlafmedikamente in keinem Fall die eigentliche Ursache von schlechtem oder gestörtem Schlaf beeinflussen können.

Dazu kommt, dass Schlafmediziner schon lange darauf hinweisen, dass Schlafmedikamente häufig unwirksam sind, jedoch Nebenwirkungen und Abhängigkeiten erzeugen.

Hier bieten pflanzliche Arzneien sowohl wirksame als auch nebenwirkungsfreie Alternativen! An dieser Stelle sei nur kurz erwähnt, dass Schlafmedikamente langfristig den Schlaf biologisch verschlechtern, was durch Schlafanalysen und HRV-Messungen nachweisbar ist.

DER RHYTHMUS VON BELASTUNG UND ERHOLUNG

Der Rhythmus von Wachen und Schlafen lässt sich vergleichen mit dem Rhythmus von Belastung und Erholung. In der Wach- und Leistungsphase verbrauchen wir vermehrt Lebensenergie. Speziell in der Schlaf- und Erholungsphase schöpfen wir wieder neue Kraft. In der Leistungsphase sind das Herz-Kreislauf-System sowie die Atemorgane besonders aktiv. Unsere Muskeln haben dann eine erhöhte Spannung (Muskeltonus). In der Erholungsphase schaltet der Organismus, gesteuert über das vegetative Nervensystem (Vagus), auf Regeneration um.

Diese Phase ist geprägt von einer besonderen Gehirntätigkeit (Alpha-Wellen) und von der Aktivität unserer Verdauungsorgane. Daher sagt der Volksmund: „Nach dem Essen sollst Du ruh'n oder tausend Schritte tun." In keinem Fall jedoch sollten große körperliche Leistung oder Anstrengung erbracht werden. Dieser Rhythmus ist großteils genetisch – ähnlich den Schlafphasen – von unserer inneren Uhr, gesteuert.

Wer nun immer wieder gegen den Takt der inneren Uhr lebt, indem er sich in Ruhe- und Schlafphasen zu Leistungen zwingt und in eigentlichen Leistungsphasen zum Schlafen zwingt, erzeugt über kurz oder lang eine klassische Schlafstörung.

Die gute Nachricht: Wer bereit ist, sein Wach-Schlaf-Traum-Leben wieder seiner inneren und eigentlich nicht verstellbaren Uhr anzupassen, benötigt mit notwendiger Disziplin und Beharrlichkeit etwa 21 Tage, ehe sich allmählich wieder der richtige Rhythmus einstellt. Um wieder zum natürlichen Schlaf-Wach-Rhythmus zu finden, hilft Ihnen mein Schlaf-Coaching in jedem Fall. Manchmal spüren Sie bereits ab der ersten Nacht eine Verbesserung des Schlafs, in Ausnahmefällen kann es auch länger als 21 Tage dauern. Fest steht, wenn Sie die Anregungen 1:1 umsetzen, werden Sie reichlich belohnt. Denn der gesunde, erholsame Schlaf und vor allem der Bioenergetische Schlaf® ist durch nichts zu ersetzen! Ebenso die unzähligen positiven Effekte, die daraus entstehen.

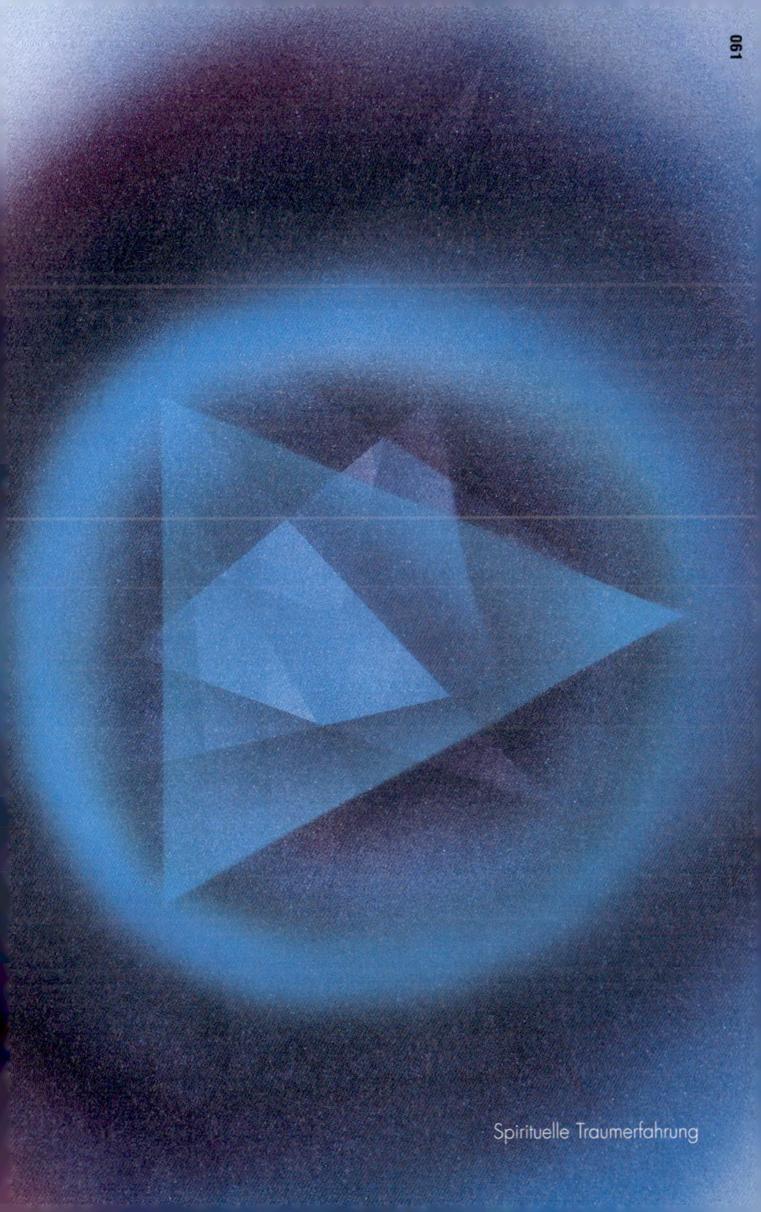

Spirituelle Traumerfahrung

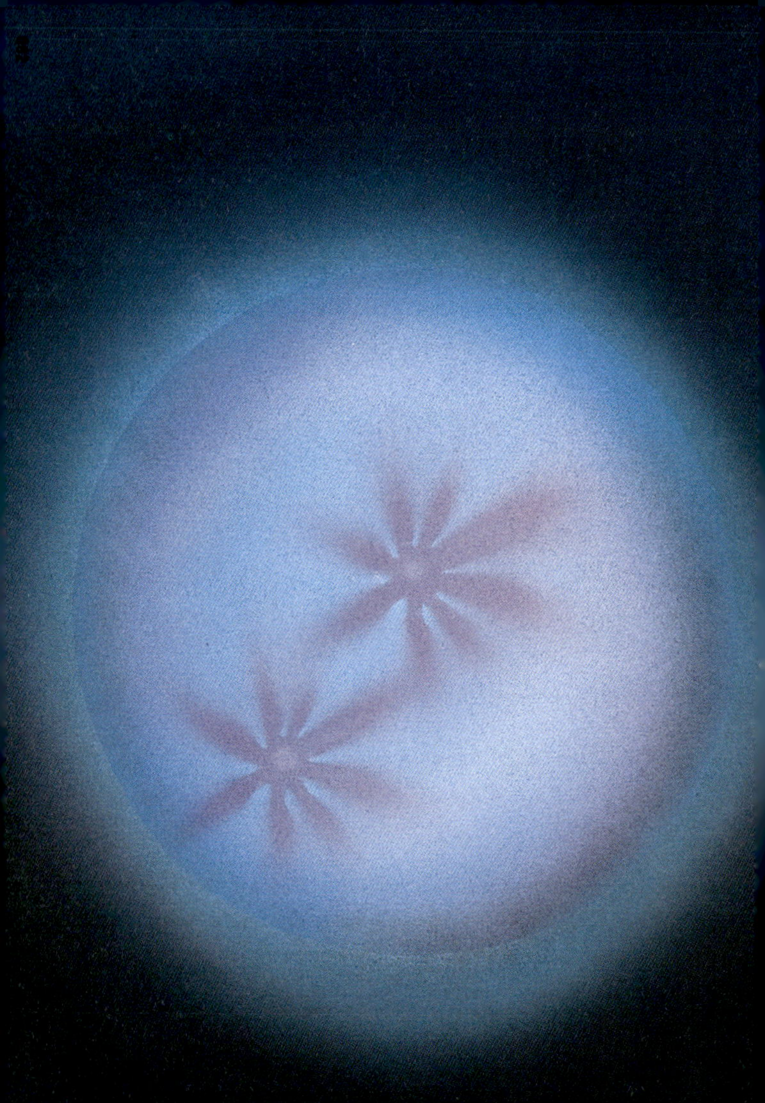

Die Schönheit eines unbewußten Traumes

SCHLAF - DER BESTE JUNGBRUNNEN FÜR KÖRPER UND GEIST

„Am Tage altert der Mensch – nachts verjüngt er sich."
Hufeland

Ihr Körper kann sich nur während des Schlafens – vorwiegend in den Tiefschlafphasen – vollständig erholen und dabei sogar verjüngen. Denn 98 Prozent der Zellen Ihres Körpers werden jedes Jahr während des Schlafens erneuert. Der gesunde, erholsame und vor allem der Bioenergetische Schlaf® gibt Ihrem Körper neue Lebensenergie, Vitalität und Ausgeglichenheit. Wenn Sie qualitativ und quantitativ nicht genügend davon bekommen, fühlen Sie sich zerschlagen, mude und lustlos.

Auf Dauer lässt uns ein permanenter Schlafmangel müde und alt aussehen und kann wie erwähnt auch ernsthafte Erkrankungen verursachen.

Deshalb ist ein gesunder Schlaf für Sie und Ihre Pläne lebenswichtig. Nicht umsonst verschlafen wir ein ganzes Drittel unseres Lebens, das sind zwischen 25 und 30 Jahre Schlaf am Stück! Und jedes Mal wenn Sie sich in einer Tiefschlafphase befinden, nutzt Ihr Körper die Ruhephase zur Regeneration des gesamten Organismuses, Gewebeschäden werden repariert, Heilungsprozesse aktiviert, Organe und Zellen werden mit neuen Brennstoffen versorgt und alte, verbrauchte oder kranke Zellen werden durch neue, gesunde ersetzt. Das macht sich auch an Ihrer Haut bemerkbar: Nach einem erholsamen Schlaf fühlt sich Ihre Haut rosig und glatt an und strahlt jugendliche Frische aus. Während wir schlafen, werden nämlich die Feuchtigkeitsdepots unter der Haut wieder aufgefüllt.

HORMONPRODUKTION IM SCHLAF

Während Sie schlafen, zirkulieren Hormone im Blut, die einen ruhigen Schlaf regulieren sollen. So wird bereits vor der Schlafphase das Hormon Melatonin ausgeschüttet, das Sie müde macht und für viele positive Effekte in Ihrem Körper sorgt: Es fördert die Gedächtnisleistung, wirkt lebensverlängernd und stärkt Ihr Immunsystem.

Während des Schlafs produziert Ihr Körper auch verstärkt Wachstumshormone, die den Ausbau Ihrer Muskeln, Knorpel und Knochen fördern und gleichzeitig helfen, Fettdepots abzubauen. Wachstumshormone werden nur in der Tiefschlafphase ausgeschüttet – also vermehrt zwischen 23 und 3 Uhr nachts. In den frühen Morgenstunden stellt sich Ihr Körper bereits auf das Aufwachen ein: Durch die Produktion des Stresshormons Kortisol kommen vor allem im 3. Nachtdrittel die Träume in den Schlaf.

ZU WENIG SCHLAF HAT SCHLIMME FOLGEN

Befragungen in der Bevölkerung zeigen deutlich, dass wir zu spät ins Bett gehen und zu früh wieder aufstehen müssen. Dies führt zu einem chronischen Schlafdefizit, da die ideale Schlafdauer von sieben bis acht Stunden nicht erreicht wird. Diese Entwicklung ist unter anderem eine Folge fehlender positiver Einstellung zur Wichtigkeit des Schlafs. Letztendlich ist dies eine Frage der eigenen Lebens- und Schlafkultur. Diese Entwicklung führt zu einem mehr oder weniger konstanten Schlafmangel – und zu wenig Schlaf ist bekanntlich ungesund. Wie bereits erwähnt unterschätzen die meisten Menschen, dass ein Schlafdefizit ein Gesundheitsrisiko darstellt und auf den Punkt gebracht macht es dick, dumm und krank. Amerikanische Studien belegen, dass Schlechtschläfer tatsächlich eine geringere Lebenserwartung haben.

Weitere wissenschaftliche Untersuchungen bestätigen auch, dass anhaltender Schlafmangel „dumm" macht, da dadurch die Gedächtnisleistung verringert wird. Das haben Testreihen gezeigt, bei denen Probanden Vokabeln lernen mussten und nach unterschiedlicher Schlafdauer abgefragt wurden. Zur Erinnerung: Gelerntes, und damit Wissen, wird letztendlich im Schlaf abgespeichert! Wer also zu wenig Tiefschlaf bekommt, vergisst messbar schneller. Im Traumschlaf werden vor allem unsere motorischen Fähigkeiten wie z. B. Autofahren, Klavierspielen, Sport etc. verarbeitet und gefestigt. Dadurch entsteht erst der eigentliche Trainingsfortschritt. Auch wer auf sein Körpergewicht und seine Figur achten will, sollte ausreichend schlafen. Denn in der Nacht halten wir es problemlos zwölf und mehr Stunden ohne Essen aus. Dies wäre tagsüber nur mit großer Anstrengung möglich. Dabei ist der Energieverbrauch erstaunlicherweise nachts nur unwesentlich geringer als am Tage.

Der Grund, warum wir dennoch keine Nahrung brauchen: Im Schlaf wird das Appetit hemmende Hormon Leptin ausgeschüttet. Wird der Schlaf aber unterbrochen, kehrt der Hunger zurück. Dann übernimmt nämlich sozusagen der Gegenspieler von Leptin, nämlich das Hormon Ghrelin wieder die Kontrolle und es entsteht ein Hungergefühl und damit das Bedürfnis zu essen. Damit ist auch erklärbar, warum gerade Schlafgestörte häufig versuchen, ihr Unwohlsein mit dem Gang zum Kühlschrank zu kompensieren und damit Übergewicht produzieren.

ZU WENIG SCHLAF KANN SOGAR GEFÄHRLICH WERDEN

Dies ist auch ein Trend, den man in der Praxis feststellen kann. Der moderne, gehetzte und gestresste Mensch neigt zu immer kürzerem Schlaf. Vor 20 Jahren haben wir noch mindestens 1 Stunde mehr geschlafen. Die Abkürzung des Schlafes – vor allem für die Monoschläfer, also für alle Menschen die normalerweise den Schlaf an einem Stück genießen, kann sich dies katastrophal auswirken. Dazu ein kleines Beispiel: Immer mehr Menschen leiden mittlerweile unter Diabetes Typ 2, dem Alterszucker. Leider wird häufig nur die Insulinzufuhr eingestellt – auf die Veränderung des Lebensstils wird in den meisten Fällen nicht geachtet. Dabei wäre es entscheidend, dass die Betroffenen ihre Lebensweise an die Erkrankung anpassen. Wie wichtig dabei der Schlaf ist, wurde jetzt durch eine Studie bestätigt. Die Wissenschaftler der University of Chicago untersuchten 161 Frauen, die an Altersdiabetes litten.

Die Teilnehmerinnen an dieser Studie mussten aufschreiben, wie viel Schlaf sie bekommen und wie viel sie subjektiv nötig gehabt hätten. Zudem mussten sie anhand von 19 Punkten ihre Schlafqualität beurteilen. Danach wurde der HbA1c-Wert gemessen.

Dies ist ein Blutwert, der aussagt, wie der durchschnittliche Blutzuckerwert in den vergangenen drei Monaten aussah, also eine Art „Blutzucker-Gedächtnis-Wert". Ein gesunder Blutzuckerhaushalt spiegelt sich in einem Wert wieder, der zwischen vier und sechs Punkten liegt. Das Ergebnis der Studie: Je schlechter die Teilnehmerinnen schliefen, desto weniger konnten sie ihren Blutzucker dauerhaft konstant halten. Diabetiker sollten nicht nur ausreichend schlafen, sondern durch Einhaltung des Wach-Schlaf-Traum-Rhythmus die Schlafqualität verbessern. Wenn der Rhythmus nicht eingehalten wird, kann es für Diabetiker besonders gefährlich werden. Nach einer japanischen Studie aus dem Jahre 2004 sind sieben Stunden pro Nacht optimal.
Schon ein Schlafmangel von drei Stunden in einer Woche ließ den Blutzuckerwert um 1,1 Punkte nach oben schnellen! Dieses Beispiel zeigt, dass die Schlafdauer einen großen Einfluss auf unsere Gesundheit hat. Und vor allem Risikogruppen, in unserem Fall Diabetiker, sollten auf genügend Schlaf achten – sieben bis acht Stunden sind ideal. Aber nicht nur die Gesundheit ist durch schlechten oder zu kurzen Schlaf gefährdet, sondern auch die Unfallgefahr im Straßenverkehr und am Arbeitsplatz nimmt durch schlechten Schlaf drastisch zu. Wissenschaftler haben herausgefunden, dass ein schlechter oder zu kurzer Nachtschlaf das Reaktionsvermögen von Autofahrern stark herabsetzt. Im Vergleich entspricht dies der Reaktionsgeschwindigkeit eines Autofahrers, der 1,0 Promille Alkohol in seinem Blut hat! Der entscheidende Faktor ist und bleibt also die Schlafqualität, die nur durch einen entsprechend ausreichenden und erholsamen Schlaf erreicht werden kann.

GESUNDER, ERHOLSAMER SCHLAF FÖRDERT DIE KARRIERE

Neben der Gesundheit wollen Menschen auch intuitiv fit und erfolgreich sein. Doch die Latte liegt diesbezüglich hoch, wenn wir Gesundheit und Karriere unter einen Hut bringen wollen. Das Stichwort heißt Life-Work-Balance. Durch den Prozess der Globalisierung aller Geschäftszweige wachsen die Anforderungen und Belastungen im Beruf sehr rasch. Insbesondere in den Führungs- und Managementetagen werden innerhalb eines Monats oft mehrere Länder besucht und Zeitzonen gewechselt. Flugreisen und Hotelübernachtungen gehören immer öfter zum täglichen Business dazu. Sehr oft entstehen durch diese Entwicklung neben den üblichen Zeitzonenwechsel auch eine Verkürzung der Nächte und dadurch ein Schlafdefizit, das meistens von den Beteiligten unterschätzt wird. Genau dieser Schlafmangel macht immer mehr Managern, Geschäftsverantwortlichen und Menschen auf der Karriereleiter Probleme. Viele geraten unglücklicherweise in den Kreislauf von Knock-out- und Schlafmedikamenten. Die Folgen: Schlafstörungen, chronische Müdigkeit, Stresssymptome, Rückenschmerzen und Gefahr von Burnout. So mutieren viele Unternehmer, Manager und Angestellte zur 24-Stunden-Erreichbarkeit, Termin- und Arbeitsdruck steigen und die Schlaflosigkeit wird in Managementkreisen immer häufiger chronisch. Immer öfter bestätigen wissenschaftliche Studien die Folgen: Manager und deren Mitarbeiter, die zu wenig oder schlechten Schlaf haben, sind gereizter, unkonzentrierter und machen eindeutig mehr Fehler und Fehlentscheidungen als Ausgeschlafene. Aus der Forschung ist längst bekannt, dass wer zu wenig schläft, seinen Management- und Arbeitsaufgaben kaum noch geregelt nachkommt, da die Leistungsfähigkeit messbar sinkt. Zudem leidet diese Gruppe häufiger an Herzerkrankungen und neigt neben erhöhter Stressanfälligkeit auch zu Rückenschmerzen und Depressionen.

GESTÖRTER SCHLAFRHYTHMUS BRINGT DIE HORMONE DURCHEINANDER

Die Schlafmedizin weiß auch seit längerem warum: Schlafmangel bringt den gesamten Hormonhaushalt durcheinander, da die Ausschüttung wichtiger Hormone wie Melatonin, Kortisol, Leptin oder etwa Prolactin unterdrückt, gehemmt oder verzögert wird. Dadurch wird zum Beispiel das Immunsystem laufend geschwächt, der Stoffwechsel gestört, was zu Übergewicht führen kann und der Alterungsprozess geht ebenfalls rascher vor sich. Diese Entwicklung hat zwischenzeitlich auch negative Auswirkungen auf die Kosten von Unternehmen und Versicherern.

Denn Schlafgestörte sind nachweislich auch öfter krank. Man geht davon aus, dass diese Gruppe den Firmen knapp dreimal soviel Kosten aufbürden wie ausgeschlafene Manager, Angestellte und Mitarbeiter. Der persönliche Preis, den man dafür bezahlt, ist entsprechend höher. Wer aus der Life-Work-Balance gerät, zahlt wirklich einen hohen Preis. Denn der Verlust von Gesundheit, Vitalität und Lebensfreude bedroht auch die persönliche Karriere. Dies ist übrigens durch Studien belegt. Eine Untersuchung der US-Navy zeigt, dass 84 Prozent aller „Gutschläfer" innerhalb von drei bis sechs Jahren mindestens einmal befördert wurden, „Schlechtschläfer" dagegen nur in 67,9 Prozent der Fälle.

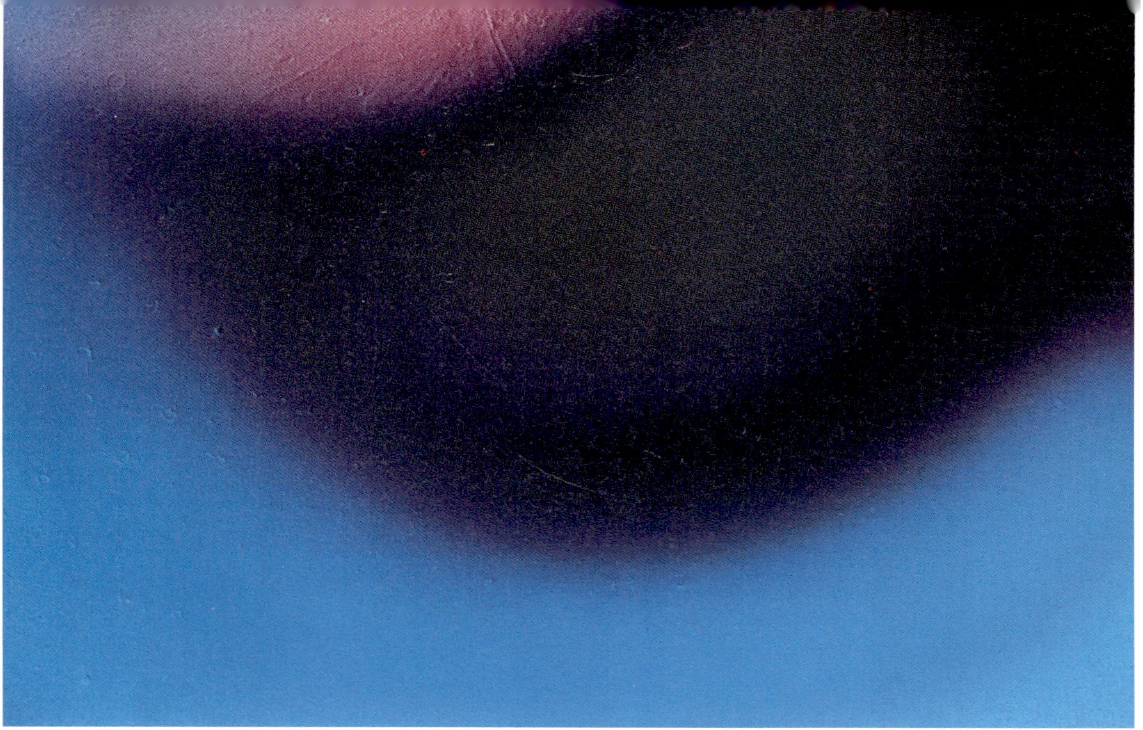

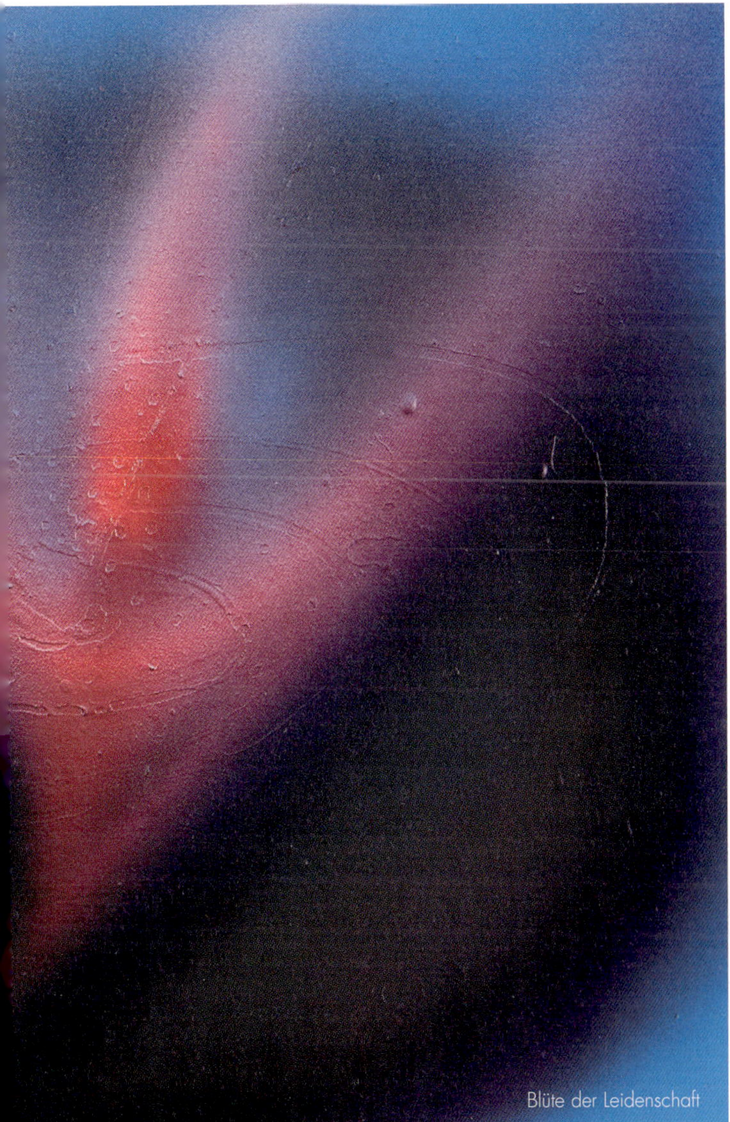

Blüte der Leidenschaft

MEHR SCHLAF FÜR DIE MITARBEITER

Innerhalb der EU haben ähnlich wie in den USA rund 40 Prozent der Bevölkerung Probleme mit ihrem Schlaf, weitere 40 Prozent klagen über einen nicht mehr erholsamen Schlaf. Insgesamt ist hier Handlungsbedarf für die Firmeneigentümer angesagt. Denn wenn belegt ist, dass Manager und Angestellte, die gut schlafen, bessere Leistungen und bessere Entscheidungen für die Firmen bringen, sind Aufklärung und Hilfestellung mehr als profitabel. Es wäre daher sinnvoll, über entsprechende firmeninterne Richtlinien nachzudenken, die für ausreichend Schlaf der Mitarbeiter sorgen – zum eigenen Nutzen! Es sind vor allem fünf schlagkräftige Gründe, die ein Umdenken nahe legen:

1. Schlechtschläfer machen mehr Fehler

Müde Manager handeln – wie bereits erwähnt – ähnlich wie Betrunkene. Nur ist dieser Zusammenhang in den Führungsetagen offenbar noch nicht überall angekommen. Wissenschaftliche Untersuchungen und Befragungen zeigen nämlich, dass wichtige Entscheidungen von den Managern oft erst spät am Abend getroffen werden, wenn die Tagesgeschäfte abgewickelt sind. Die Folgen führen bei Schlechtschläfern zu mehr Fehlentscheidungen.

2. Gesundschläfer schützen ihre Gesundheit

Der gesunde, ausreichende und störungsfreie Schlaf ist die wichtigste Säule für unsere Gesundheit. Unser Immunsystem wird gestärkt, der Organismus regeneriert und die geistig-mentale Batterie wird wieder aufgeladen. Zudem wird die Entgiftung des Körpers in der Nacht optimiert.

Da die Gesundheit und körperlich-mentale Fitness eigentlich die wichtigsten Grundlagen für berufliche Weiterentwicklung und Karriere sind, wird die Notwendigkeit der Schlafoptimierung von immer mehr Unternehmen und deren Managern und Führungskräften entdeckt.

3. Wer gut schläft, arbeitet effektiver

Manager haben von den Leistungssportlern längst gelernt, dass die Leistung von inneren, biologischen Rhythmen abhängig ist. Je nachdem wie die innere Uhr läuft, können wir zu bestimmten Zeiten bessere Kraft- oder Denkleistungen erbringen. Die meisten Menschen sind in der Zeit von 10 bis 12 Uhr am leistungsfähigsten. Dann arbeiten sie konzentriert und denken kreativ. Gegen Mittag flacht die Leistungskurve bis etwa 15 Uhr ab, bevor sich das nächste Hoch zwischen 16 und 20 Uhr einstellt. Dies hängt jedoch auch sehr stark mit unserem Schlafverhalten zusammen. Wir haben also nicht nur Schlaf-, sondern auch Wachzyklen. Wer weiterhin dem enormen Druck im Business standhalten will, sollte seine persönlichen Rhythmen unbedingt kennen und einhalten lernen. Wer im Rhythmus schläft, arbeitet und sich regelmäßig erholt, ist in jedem Fall produktiver und effizienter. Es müsste natürlich auch der Tagesablauf in Unternehmen überdacht werden. Das heutige Wirtschaftssystem bevorteilt vor allem die Frühaufsteher. Solange diese auch früh schlafen gehen, funktioniert dies. Die beruflichen und sozialen Strickmuster sind jedoch gegenteilig, und das chronische Schlafdefizit ist vorprogrammiert. Den Unternehmen geht so wichtiges geistiges und kreatives Potenzial verloren.

4. Gesunder Schlaf fördert Intelligenz und Kreativität

Menschen, die mit hoher Qualität ohne Schlafdefizit schlafen, leisten während der REM-Schlafphase „Kopfarbeit" ohne Alkohol und Medikamente, jedoch mit Rhythmus. Dies haben zahlreiche Experimente an der Harvard Universität bewiesen. Sie verarbeiten nämlich Tageseindrücke, und dazu zählen natürlich auch die geschäftlichen, besser im Unterbewusstsein. Dadurch werden – wie bereits erwähnt – Erfahrungen und Wissensstoff im Gedächtnis besser verankert. Dies fördert Intelligenz und Kreativität und verbessert das Gedächtnis. Manager, die einen Vortrag oder ein wichtiges Meeting am nächsten Tag vorbereiten, führen sich das Redemanuskript oder die Traktandenliste deshalb am besten vor dem Schlafengehen noch einmal zu Gemüte.

Nicht nur der Tief- oder Deltaschlaf sind dafür wichtig, sondern auch der Traum- oder REM-Schlaf. Insbesondere für die Gedächtnisbildung spielen die REM-Phasen eine bedeutende Rolle. Doch dies alles kann nur funktionieren, wenn wir sieben bis acht Stunden qualitativ gut und ungestört schlafen. Denn eine Schlafphase dauert etwa 1,5 Stunden und wir sollten diese Zyklen pro Nacht vier bis fünf Mal wiederholen.

5. Gesund schlafen hilft Probleme lösen

Viele bahnbrechenden Entdeckungen und Erfindungen wurden im Schlaf gemacht. Auch wesentliche Teile der Relativitätstheorie kamen Albert Einstein in der Nacht. Der bekannte Spruch „noch eine Nacht darüber schlafen" hat durchaus seine Begründung. Gesunder Schlaf hilft uns tatsächlich, Probleme zu lösen. Dies haben Schlafforscher herausgefunden, da wichtige Entscheidungsprozesse auch im Schlaf fortgesetzt werden. Es werden sozusagen Daten und Fakten neu sortiert und nicht nur gelernte Informationen, sondern auch neue Gedankenabläufe kreiert.

6. Auch Büroschlaf ist gesund und effizient

Nur nachts zu schlafen, entspricht eigentlich nicht ganz unserer inneren Uhr. Wer nämlich dem Müdigkeitsgefühl nach dem Mittagessen nicht nachgibt, handelt streng genommen gegen die Biologie. Diesbezüglich bieten sich auch im Büro entsprechende Möglichkeiten, indem man 10 bis 15 Minuten entspannt im Bürostuhl sitzen bleibt, die Augen schließt und sich ein entspannendes Ruhebild ausdenkt. Das könnte zum Beispiel eine Erinnerung aus dem Urlaub sein. Auch wenn man dabei nicht einschläft, bringt dies eine die Arbeit fördernde Wirkung. Der Mittagsschlaf sollte grundsätzlich nicht länger als 15 bis 30 Minuten dauern, da man ansonsten in eine Tiefschlafphase verfällt. Dies würde die innere Uhr durcheinander bringen und eher gegenteilige Wirkung zeigen.

ERHOLUNGSKULTUR ALS WIRTSCHAFTSFAKTOR

Nicht nur die Einzelnen leiden unter der Tatsache, dass sie womöglich die letzten Jahrzehnte ihre Gesundheit beruflich auf's Spiel gesetzt haben, sondern auch die Unternehmen. Vor allem wenn man die Warnungen der Demoskopen berücksichtigt: In 10–15 Jahren werden 50 Prozent aller derzeitig Beschäftigten über 50 Jahre alt sein! Deshalb wird es unumgänglich sein, dass wir beginnen, eigenverantwortlich dafür zu sorgen, dass unsere innere Rhythmik ungestört bleibt. Dies ist gerade am Arbeitsplatz nicht einfach, wo Erholungspausen vielerorts gar nicht so gern gesehen werden.

Immer mehr Unternehmen beginnen jedoch umzudenken – und dies selbstverständlich nicht ohne erkennbares Eigeninteresse. Denn immer mehr setzt sich in den Chefetagen die wissenschaftlich fundierte Erkenntnis durch, dass, wenn die physiologisch nötigen Pausen nicht eingehalten werden, sich das Unternehmen sozusagen ins eigene Fleisch schneidet. Längst ist nachgewiesen, dass pausenloser Einsatz die Produktivität der Mitarbeiter senkt und der Kreativität gewaltig zusetzt. Krankenstände, vor allem längere, nehmen messbar zu und die Motivation der Mitarbeiter sinkt, weil sie sich ständig überfordert fühlen.

Hier beginnt der Lösungsansatz bei einer Reform der Firmenkultur. Der Unternehmensgeist muss sich von Grund auf wandeln. Der erste Schritt dazu wäre, dass Pausen nicht nur erlaubt oder geduldet, sondern zur Pflicht erhoben werden sollten. Fünf bis zehn Minuten würden reichen, das aber etwa fünfmal täglich. Dabei ist wichtig zu verstehen, dass der Zeitpunkt vom Mitarbeiter individuell gewählt werden kann, da dies eben eine Sache der inneren Rhythmen ist.

Dazu gibt es mittlerweile nachahmenswerte Beispiele wie die Firma Weleda, wo es zusätzlich noch Ernährungsberatung, Bewegungsinterventionen oder ganz spezielle Musiktherapien in den Pausen gibt. Alle diese Maßnahmen wirken sich selbstverständlich auf den Schlaf und die allgemeine Rhythmik aus. Dies zeigen entsprechende Messungen mit dem Schlaf-Analysator QUISI® oder über Messung der HRV. Es wäre schön, wenn Sie nicht nur selbst die Vorschläge umsetzen könnten, sondern sich in Ihrer Firma ebenfalls für den gesunden Schlaf, die wichtigen Pausen oder den Mini-Schlaf stark machen könnten!

DER WICHTIGSTE SCHLAF-GESUND-FAKTOR: EIN PERFEKTES SCHLAFSYSTEM

Der Schweizer Rücken- und Schlafexperte Toni Hochreutener hat sich mit diesem Thema über drei Jahrzehnte auseinandergesetzt. Er ist der Pionier und Experte beim wichtigen Thema „Die Orthopädie des Liegens". Aus seiner Sicht muss das perfekte Bett bzw. Schlafsystem nach drei Kriterien aufgebaut sein:

a) orthopädisch – wirbelsäulengerecht
b) dermatologisch – muskulär, hautempfindlich
c) rheumatologisch – trocken-wames Bettklima

Dabei ist laut Toni Hochreutener die orthopädische Komponente die wichtigste, das heißt die Schlafunterlage muss den Körper genauso nachmodulieren können wie er im Stehen gebaut ist. Zudem ist die Stützfunktion im Lendenabschnitt ganz wichtig. Durchschnittlich drückt das Körpergewicht eines Erwachsenen beim Liegen im Lendenwirbelbereich mit etwa 30 Kilogramm nach unten. Das Schlafsystem muss also von unten her eine ähnlich starke Stützkraft erbringen, so dass sich die Lende im Schlaf weder in Rücken- noch in Seitenlage absenken kann. Gleichzeitig sollte über das Schlafsystem eine leichte Dehnung der Wirbelsäule ermöglicht werden. Dies führt zu einer Langzeittraktion der Wirbelsäule, denn nur dadurch lösen sich die Bandscheiben aus der Keillage und befreien sich vom schmerzenden Druck auf die Nervenwurzeln. Das Bioenergetische Schlaf-Gesund-Konzept löst diese Anforderungen durch den speziellen doppelseitigen, frei schwingenden Lamellenrost perfekt. Meine langjährigen Studien und Erfahrungen bestätigen ein Optimum an zellulärer Regeneration der Rumpfmuskulatur und vor allem der Bandscheiben im Schlaf. Dieser Lattenrost gleicht das Gewicht in jeder Schlaflage optimal aus, federt und stützt den Körper ideal.

Für die dermatologische Komponente sorgt die verwendete Naturkautschuk-Matratze. Sie verhindert Druckempfindungen an Muskulatur und Haut und ermöglicht einen ungestörten arteriellen und venösen Blutdurchfluss.
Die rheumatologische Komponente wird durch die verwendeten Bettwaren mit Schafschurwoll-Füllung erreicht. Die dabei eingesetzte biologisch aktive Schafschurwolle bindet ein Drittel ihres Eigengewichtes an Feuchtigkeit und garantiert ein trocken-warmes Bettklima. Dadurch wird sowohl unangenehmes als auch Schlaf störendes Frieren oder Schwitzen verhindert. Diese Maßnahme trägt wesentlich dazu bei, rheumatologischen Erkrankungen vorzubeugen. Einen weiteren Vorteil der Schafschurwoll-Füllungen sieht Toni Hochreutener auch in der Tatsache, dass durch das trocken-warme Bettklima auch die Lebensgrundlage von Hausstaubmilben stark eingeschränkt werden, was für Allergiker ein großer Vorteil ist.
Ein weiterer wichtiger Aspekt eines perfekten Schlafsystems ist das richtige Kissen. Nach dem Motto „jedem Hals sein Kissen" beinhaltet das Bioenergetische Schlaf-Gesund-Konzept über 30 verschiedene orthopädische Kopfkissen. Diesbezüglich betont der Rücken- und Schlafexperte Toni Hochreutener: „Wichtig für empfindliche Hälse ist die orthopädisch korrekte Lagerung der Hals-Lordose sowie das Verhindern des Schwitzens. Deshalb sind die eingesetzten Schafschurwoll-Hüllen als bettklimatisch vorbildlich zu bezeichnen. Auch das umfassende Sortiment für verschiedenste Probleme an der Halswirbelsäule bis hin zum Schleudertrauma ist beachtlich. Insbesondere die Kombination von perfekter Lagerung der Wirbelsäule in Kombination mit dem richtigen Kissen ist sehr wichtig. Man weiß heute nämlich, dass 50 Prozent der Zervikalsyndrome und Halsverspannungen eine Folge von falscher Lagerung der Lendenwirbelsäule sind". Diese Ausführungen werden unter anderem auch von dem erfahrenen deutschen Orthopäden Dr. med. Friedhelm Heber (Neu-Ulm) vollumfänglich bestätigt.

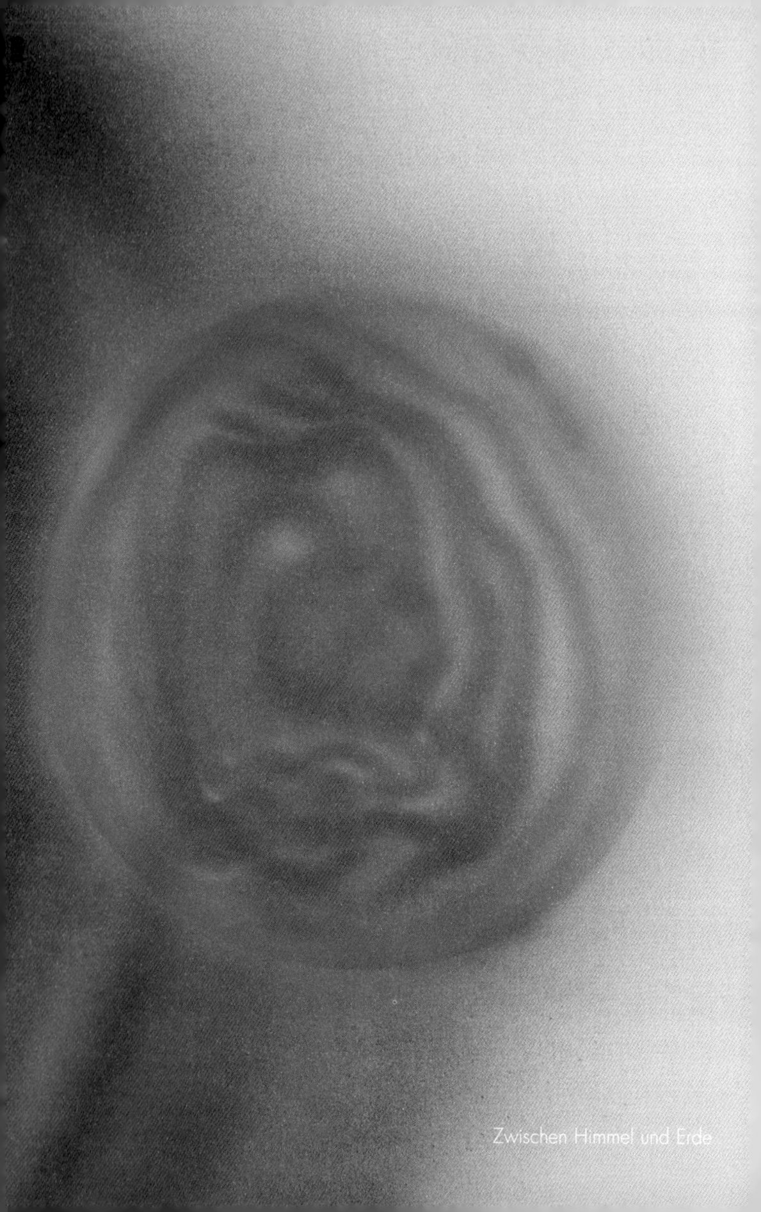
Zwischen Himmel und Erde

FALSCHE BETTAUSSTATTUNG ALS URSACHE VON SCHLAFSTÖRUNGEN UND RÜCKENSCHMERZEN

Aufgrund dieser Ausführungen sind sich Schlafmediziner, Orthopäden und Schlafexperten einig, dass einer der Hauptgründe für nicht erholsamen und gestörten Schlaf das verwendete Schlaf- oder Matratzensystem ist.

Die Schlafunterlage, die Zudecke und das Kissen gehen in Interaktion mit dem Schläfer und führen zu einer dauernden Wechselwirkung. Diese Wechselwirkungen können sich je nach Schlafsystem auf Ihren Schlaf und die Regeneration positiv oder negativ auswirken.

Auf den nachfolgenden Seiten finden Sie die bedeutendsten Wechselwirkungen zwischen Bettausstattung, Schlafraum und nicht erholsamem Schlaf sowie Schlafstörungen und Rückenbeschwerden.

GRUNDPROBLEM	URSACHE FÜR STÖRUNGEN
Orthopädisch unzureichender Lattenrost	Kein körpergerechter, flexibler, frei schwingender Lamellenrost als wichtigstes Element eines Matratzen- oder Schlafsystems
Orthopädisch unzureichende Matratze	Die verwendete Matratze reagiert nicht punktelastisch.
Orthopädisch und bettklimatisch falsches Kissen	Die Halswirbelsäule wird orthopädisch unzureichend gestützt und entlastet. Die Nacken- und Halsmuskulatur werden nicht entlastet. Schwitzen am Kopf, Nacken, Hals

WIRKUNGEN AUF KÖRPER UND ORGANISMUS	FOLGEN FÜR DEN SCHLAF
Körper und Wirbelsäule sind anatomisch-orthopädisch nicht optimal gelagert, die Lende wird nicht optimal gestützt. Bandscheiben werden im Schlaf eingeklemmt und belastet. Die Muskulatur kann sich nicht ausreichend entspannen.	Druckschmerzen im Schlaf; dadurch häufige Körperbewegungen und Körperverlagerungen. Der Schlaf ist unruhig, nicht erholsam und oft gestört. Körper, Wirbelsäule und Bandscheiben, Gelenke, Sehnen, Bänder etc. können nicht regenerieren. Zu hoher Auflagedruck, Blutzirkulation wird beeinträchtigt, Schlafphasenverlauf und Regeneration werden gestört. Bioenergetischer Schlaf® ist nicht möglich
Schmerzhafte Druckpunkte im Rückenbereich Rückenschmerzen beim Aufstehen	Entspannung der Rückenmuskulatur nicht möglich; Entkeilung der Bandscheiben nicht möglich Durchblutungsstörungen durch erhöhten Auflagedruck Kein Bioenergetischer Schlaf®
Druckschmerzen im Nacken und Halsbereich Verspannungen der Nackenmuskulatur Spannungskopfschmerzen Migräne Schmerzen im unteren Rücken Steifigkeit im Hals- und Nackenbereich durch Verdunstungskälte	Unruhiger Schlaf Durchschlaf- und Aufwachstörungen durch gestörten Wärmehaushalt Nicht erholsamer Schlaf Kein Bioenergetischer Schlaf®

GRUNDPROBLEM	URSACHE FÜR STÖRUNGEN
Kein trocken-warmes Bettklima	Unterbett, Zudecke und Kissen sind nicht aus biologisch aktiven Materialien wie Baum- und Schafschurwolle, daher ungenügende Klimafunktion.
Kältebrücken und Kältezonen	Zudecke zu klein; keine ideale Abstimmung zwischen Unterbau, Matratze, Schlafauflage, Zudecke und Kissen Abgesteppte Bettwaren
Mangelndes Raumklima	Raumtemperatur unter 16 Grad oder über 22 Grad Celsius Zu feucht – über 60 Prozent relative Luftfeuchtigkeit Zu trocken – unter 40 Prozent relative Luftfeuchtigkeit

WIRKUNGEN AUF KÖRPER UND ORGANISMUS	FOLGEN FÜR DEN SCHLAF
Der Wärmebedarf und -ausgleich des Körpers wird nicht optimal geregelt. Der Feuchtigkeitsaustausch wird nicht ausgeglichen.	Wärmestau oder Kälteschock Keine Neutralisation von Schlackengiften im Nachtschweiß. Das feucht-warme Bettklima begünstigt Mikroorganismen wie Hausstaubmilben. Die Produktion des Schlafhormons Melatonin wird gestört, dadurch schlechter Schlafphasenverlauf und nicht erholsame Regeneration. Kein Bioenergetischer Schlaf®
Der Körper ist nicht optimal vor Kälte geschützt. Die Verdunstungskälte ruft an bloßen Körperstellen Unterkühlung hervor. Durch Absteppnähte entstehen Kältebrücken.	Körpertemperatur wird nicht optimal reguliert. Ein- und Durchschlafen wird behindert. Tiefschlafphasen werden blockiert oder verkürzt. Kein Bioenergetischer Schlaf®
Frieren oder Schwitzen Reizung der Atemwege durch zu trockene Luft.	Temperaturabhängige Funktionsabläufe des Schlafes werden gestört. Nicht erholsamer Schlaf Schlafstörungen Die Produktion des Schlafhormons Melatonin wird gestört, dadurch schlechter Schlafphasenverlauf und nicht erholsame Regeneration. Kein Bioenergetischer Schlaf®

GRUNDPROBLEM	URSACHE FÜR STÖRUNGEN
Gestörter Schlafplatz	Störeinflüsse wie Lärm, Elektrosmog, Bio-Störzonen, Lichtreize
Einrichtung und Funktionalität des Schlafraumes	Der Schlafraum ist multifunktional. Schlaf steht nicht im Mittelpunkt. TV-, Video-, DVD-, PC-Geräte Zu viele unnatürliche, synthetische Einrichtungsstoffe, -materialien und Möbel Metalle im Schlafumfeld

WIRKUNGEN AUF KÖRPER UND ORGANISMUS	FOLGEN FUR DEN SCHLAF
Umfassende Beeinträchtigungen von bioelektrischen Prozessen im Körper	Der Körper reagiert mit einer Stressreaktion und schüttet Stresshormone aus. Die Melatoninproduktion wird negativ beeinflusst. Ein- und Durchschlafstörungen Kein Bioenergetischer Schlaf®
Trennung von Aktivität (Tag) und Passivität, Schlaf funktioniert nicht Der Körper wird nicht automatisch auf Schlaf konditioniert. Synthetisch-chemische Einrichtungsmaterialien führen zu elektrostatischen Aufladungen und chemischen Ausdünstungen. Magnetisierbare Metalle verzerren das Erdmagnetfeld und koppeln an Elektrosmogfelder an.	Die Umschaltung von Belastung (Sympathikus) zu Erholung und Schlaf (Vagus) funktioniert nicht. Elektrostatik führt zu einem Überschuss an positiven Luftionen = schlechter Schlaf. Das verzerrte Erdmagnetfeld sowie Elektrosmog stören die Melatoninproduktion. Kein Bioenergetischer Schlaf®

Durch alle diese Störfaktoren und Störeinflüsse werden die körpereigenen Rhythmen gestört und de-synchronisiert. Dies hat einen messbar negativen Einfluss auf die Schlafqualität und die Regeneration.

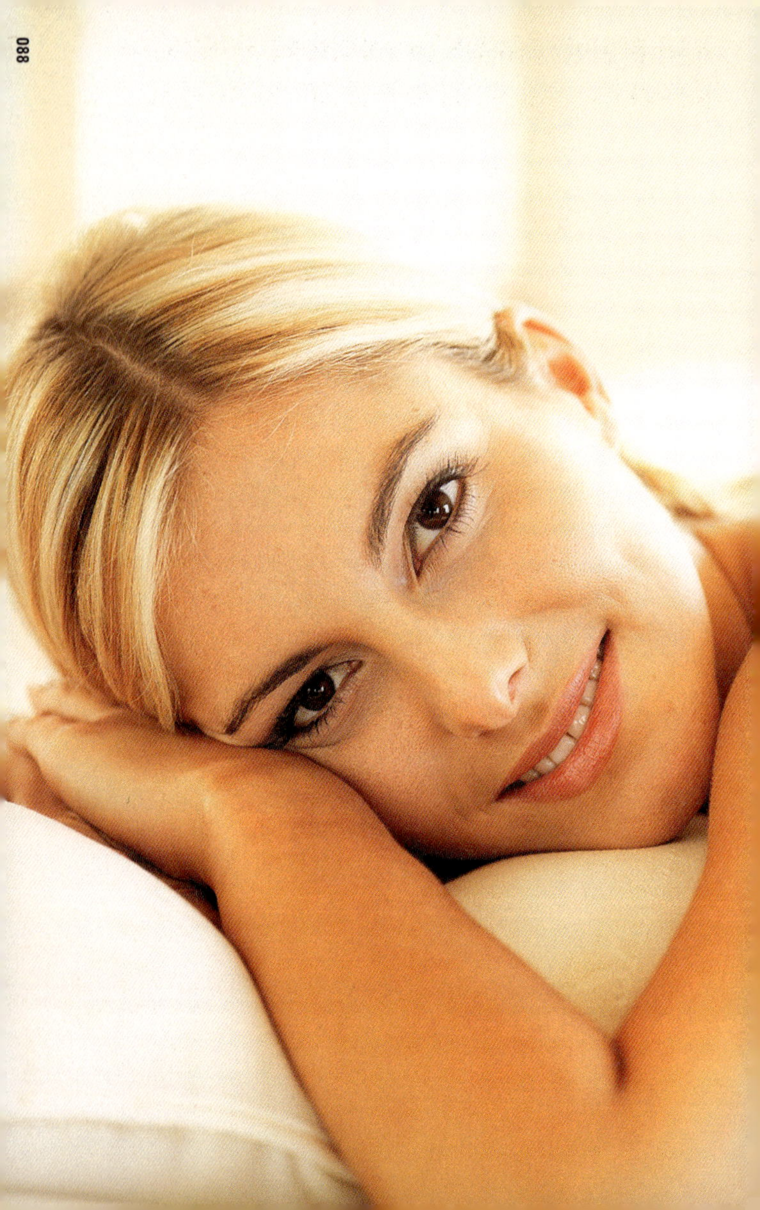

DAS BIOENERGETISCHE SCHLAF-GESUND-KONZEPT: ICH SCHLAFE LEBENSENERGIE!

Im Gegensatz zu anderen Schlafexperten ist es bei mir „Gott sei Dank" nicht bei den theoretischen Ansätzen und guten Ratschlägen geblieben.
Denn zusammen mit Fachexperten habe ich schon Mitte der 80er Jahre begonnen, ein Schlaf-Gesund-Konzept zu entwickeln welches alle Anforderungen von Schlafmedizinern und Schlafbiologen erfüllt. Mir war schon damals klar: So wie ein Leistungssportler für eine Top-Leistung eine gute Sportausrüstung benötigt, so braucht man für einen gesunden Schlaf auch eine gute Schlaf-Ausrüstung.

Dazu gehören ein orthopädisch hochwertiger, flexibler Lamellenrost, eine darauf abgestimmte Naturkautschuk-Matratze, die richtige Zudecke sowie ein passendes Kopfkissen. Für das wechselnde Jahreszeitenklima hat sich die schadstofffreie, bioaktive Schafschurwolle als Füllmaterial am besten bewährt. Des Weiteren benötigt der gesunde Schlaf das richtige Raumklima, das heißt nicht zu warm und nicht zu kalt, nicht zu feucht und nicht zu trocken. Ideal sind 16–18 Grad und eine Luftfeuchtigkeit von mindestens 40 Prozent. Wie bereits erwähnt, sollten Lärm, Lichtreize und vorrangig Elektrosmog am Schlafplatz unbedingt vermieden oder neutralisiert werden. Dazu wurden und werden nach meinen Vorgaben ebenfalls laufend Konzepte und Schlaf-Gesund-Produkte entwickelt.

Die Herausforderung dabei ist und bleibt, die Kräfte der Natur immer wieder mit den jeweiligen Ergebnissen der Schlafforschung abzustimmen und in nützliche Schlaf-Gesund-Konzepte umzusetzen.

So gesehen ist es notwendig, den Schlaf nicht nur quantitativ, sondern vor allem qualitativ zu bewerten. Zu diesem Zweck habe ich bereits vor 20 Jahren den Begriff Bioenergetisches Schlafen® geprägt, was nichts anderes heißt, als dass dies die höchste Form der körperlichen und seelischen Regeneration durch Schlaf ist.

Dabei werden alle bioenergetischen Systeme im Wechselspiel zwischen Körper-Geist-Seele ausgeglichen und mit neuer Lebensenergie aufgeladen. Dies ist aus ganzheitlicher Sicht auch die wichtigste Säule und eigentliche Grundlage für körperliche, geistige und seelische Gesundheit.

Aus diesen Erkenntnissen und zahlreichen praktischen Erfahrungen mit Schlafgestörten ist das „Bioenergetische Schlaf-Gesund-Konzept" entstanden. Dabei handelt es sich um ein ganzheitlich orientiertes Schlafsystem, welches konsequent alle bekannten schlafmedizinischen Anforderungen an das gesunde Schlafen erfüllt. Ergänzend dazu ist die schlafpsychologische „Software" ebenfalls wichtig, da durch unser Tagesverhalten die Schlaf-Traum-Wach-Rythmen sowie der gesamte Schlafverlauf beeinflusst werden.

Es gilt also zu erkennen, dass der bioenergetisch wirksame Schlaf einige elementare Voraussetzungen (Hard- und Software) benötigt, damit der Schlafvorgang überhaupt einsetzt und alle notwendigen Stadien und Körperprozesse zur ganzheitlichen Regeneration durchlaufen werden. Dabei geht es auch um die Regeneration Ihres Rückens, der Wirbelsäule und der Bandscheiben!

Die wichtigsten elementaren Voraussetzungen um sowohl entspannt einzuschlafen als auch qualitativ hochwertig durchzuschlafen, also insgesamt gesund und effizient zu schlafen, sind:

1. Kreation und Umsetzung von Schlaf fördernden, schlaffreundlichen Tagesabläufen und Maßnahmen (Sonnenlicht, Bewegung an frischer Luft, ausgewogene Ernähung, Pausen und Entspannung, Stressmanagement, etc.).

2. Naturkonforme, anatomisch, orthopädisch, bettklimatisch körpergerechte Schlafausstattung (ganzheitliches Schlafsystem).

3. Ein störungsfreies, hinsichtlich Elektrosmog neutralisiertes und harmonisches Schlafumfeld (persönliche Schlaf-Insel schaffen!).

4. Biologisch relevante Ordnungsfaktoren wie Erdmagnetfeld, Erdpulsation und Körpererdung am Schlafplatz berücksichtigen und durch eine spezielle Silber-Schlafauflage mit Bio-Magneten optimieren.

5. Körperlich-seelisch-geistige Bereitschaft zum Schlafen
(Fit and ready for Sleep).

6. Einschlaf-Rituale zur endogenen Reizumkehr (von außen nach innen) durch Entspannungs- und Meditationstechniken zur mental-emotionalen Schlafvorbereitung und Schlafeinstimmung.

Bekanntlich resultieren nicht erholsamer Schlaf und Schlafstörungen aus einer Summe von äußeren und inneren Einflussfaktoren und sind daher als multikomplex anzusehen. In vielen Fällen sind Schlaflosigkeit und Schlafstörungen auf Ruhelosigkeit zurückzuführen. Vor allem die innere Ruhelosigkeit kann durch Unzufriedenheit, Stress, Zukunftsängste, falsche Ernährung aber auch durch Überreizung im Beruf und im Privatleben entstehen. Emotionale Eindrücke, die man tagsüber aufgenommen hat, werden nicht vollständig verarbeitet oder geistig verdaut. Dies kann uns dann über einen kürzeren oder längeren Zeitraum am guten, erholsamen Schlafen hindern.
Schlaflosigkeit ist oft auch ein Symptom für fehlenden Sinn im Leben. Stellen Sie sich daher immer wieder einmal die folgenden Fragen:
Worin liegt der eigentliche Sinn in meinem Leben? Was macht mich tatsächlich glücklich und zufrieden? Wie kann ich in meiner Arbeit Erfüllung finden?

Natürlich ist es möglich, dass Sie im Moment nicht Ihren Traumjob haben und Sie vieles ändern wollen. Andererseits ist es in solchen Situationen auch wichtig zu sehen, was Sie alles haben und sich nicht darauf zu konzentrieren, was Sie alles nicht haben.
Grundsätzlich kann jede Tätigkeit und Arbeit erfüllender gemacht werden. Die Bewusstmachung und die Vereinfachung schwieriger Situationen sind wichtig. Letztendlich geht es immer wieder um dasselbe: Die richtige Mischung von Arbeit, Erholung und Zeit mit Familie und Freunden. Dies bringt Ihnen die notwendige Balance und Ausgeglichenheit als Grundlage für einen gesunden, erholsamen Schlaf.
Alle diese möglichen Einflussfaktoren führen beim gestressten Menschen zu einer Störung der tagesabhängigen inneren Rhythmik. Dies wirkt sich als Folge im Zeitverlauf auf die nachtabhängige innere Rhythmik aus und das Resultat daraus ist der nicht erholsame Schlaf oder die Schlafstörung.

Je schlechter und gestörter der Schlaf bereits ist, umso wichtiger ist die richtige Schlafausstattung und das störungsfreie Schlafumfeld! Dadurch haben Sie einen direkten und maßgeblichen Einfluss auf Ihre Schlafqualität!
Zudem hängen viele Formen von Rücken- oder Nackenschmerzen mit der Schlafunterlage, also mit unserem Bett und vielfach mit dem falschen Kissen zusammen.

RÜCKENSCHMERZEN EINFACH WEGSCHLAFEN

Für die Regeneration des Rückens und der Wirbelsäule ist ein flexibler, frei schwingender Lamellenrost das Um und Auf. Nur dadurch kommt es während des Schlafs durch Druck und Zug zu einer Langzeittraktion der Wirbelsäule. Auf diese Weise dehnen sich die Wirbelkörper um etwa 1,0–1,5 Millimeter und die Bandscheiben haben sofort mehr Raum und können sich so optimal regenerieren. Vereinfacht ausgedrückt: Sie schlafen Ihre Rückenschmerzen einfach weg!
Damit ist die richtige Wahl Ihres Schlafsystems sowohl für Ihre Schlafqualität als auch für die Regeneration des Körpers, insbesondere der Wirbelsäule, der Bandscheiben und der Muskulatur, sehr entscheidend. Ein komplettes Schlafsystem für einen gesunden und Bioenergetischen Schlaf® besteht vorzugsweise aus einem doppelseitigen, flexiblen und frei schwingenden Lamellenrost, einer dünnen Naturkautschuk-Matratze, einer geerdeten Schafschurwoll-Silber-Auflage, Zudecken mit Schafschurwollfüllung und einem anatomisch-orthopädisch richtigen Kopfkissen.
Das Bioenergetische Schlaf-Gesund-Konzept ist in seinen umfassenden Wirkprinzipien mehr als nur die Summe seiner einzelnen Teile und Komponenten!

DIE ELEMENTAREN VORAUSSETZUNGEN FÜR GESUNDEN SCHLAF

Obwohl der Schlaf zu den „Instinkthandlungen" des Menschen gehört, braucht dieser in unserer Zeitepoche ganz spezielle elementar-biologische Voraussetzungen, damit der Schlafvorgang zu der gewünschten körperlich-seelisch-geistigen Regeneration führt. Insbesondere die anatomisch-orthopädisch und bettklimatisch richtige Schlafunterlage hat dabei eine sehr große Bedeutung. Dies habe ich bereits in dem Kapitel über die Wechselwirkungen aufgezeigt. Entspricht das Schlafsystem nicht den ganzheitlichen Anforderungen an den gesunden Schlaf, dann ist es aus elementar-biologischer Sicht nicht möglich, einen erholsamen Bioenergetischen Schlaf® zu erzielen!

DIE ZEHN MUSS-KRITERIEN DES BIOENERGETISCHEN SCHLAF-GESUND-KONZEPTS

Aus ganzheitlicher und damit sowohl aus schlafbiologischer als auch schlafmedizinischer Sicht haben die Schlafunterlage und Schlafausstattung auf die gesamten Schlaf- und Regenerationsabläufe einen Haupteinfluss. Während des Schlafs hat der Körper nämlich ganz andere innere und äußere Anforderungen als am Tage.

In den Tiefschlaf- und Traum-Phasen erschlafft z. B. die Muskulatur, deshalb ist die aktive Stützfunktion eines Schlafsystems aus orthopädischer Sicht unverzichtbar.

Dazu kommt, dass sich den Schlaf störende äußere Einflüsse wie Elektro-smog, Lärm, Lichtreize, Gerüche etc. während der Schlafphase viel intensiver auswirken, als wenn wir wach und aktiv sind. So können wir am Tage Lärmbelastungen von etwa 80 Dezibel recht gut verkraften, in der Nacht wird der Schlaf schon bei 20 Dezibel messbar gestört. Insgesamt stellen wir Menschen gegenüber unserer nahen und fernen Umwelt „ein offenes System" dar, welches in dauernder Wechselbeziehung zu allen Einflussfaktoren steht. Anhand der zwischenzeitlich Zehn Muss-Kriterien für gesunden, erholsamen und Bioenergetischen Schlaf® können Sie Ihr derzeitiges Schlafkonzept überprüfen:

1. Ein ganzheitlich orientiertes Schlaf-Gesund-Konzept setzt einen in der Hauptsache auf Schlaf abgestimmten, möglichst ruhigen, gut verdunkelbaren Schlafraum mit optimalem Schlafraumklima (16–18 Grad Celsius, 40–50 Prozent relative Luftfeuchtigkeit) und mit natürlichen sowie schadstofffreien Einrichtungsmaterialien voraus.

2. Im Mittelpunkt des Schlafraums steht ein ganzheitliches Schlafsystem, welches gewichtunabhängig und unabhängig von Körpergröße und Körperform funktioniert und das den anatomisch-orthopädischen Anforderungen an das gesunde Liegen vollumfänglich entspricht. Die Wirbelsäule muss im Liegen durch die richtige Stützung und Entlastung die gleiche Form beibehalten können wie im Stehen. Dies muss sowohl in Seiten- als auch in Rückenlage gewährleistet sein.

3. Ein ganzheitliches Schlafsystem hat einen systematischen Schichten-Aufbau und ist idealerweise gebaut wie der Mensch. Der Lamellenrost entspricht dabei dem Skelett und im Besonderen der Wirbelsäule des Menschen und sorgt daher für Anpassung, Halt und Stützung während des Schlafs.
Die Matratze entspricht dem Muskel-, Fett- und Bindegewebe und ist als Bindeschicht zum Lamellenrost zu verstehen. Somit hat die Matratze vor allem eine punktelastische, weichmachende Funktion.
Matratzenauflage und Zudecke entsprechen der Haut des Menschen und sorgen für die Klima-, Feuchtigkeits- und Wärmeregulation, entsprechen sozusagen dem Stoffwechsel des Menschen.

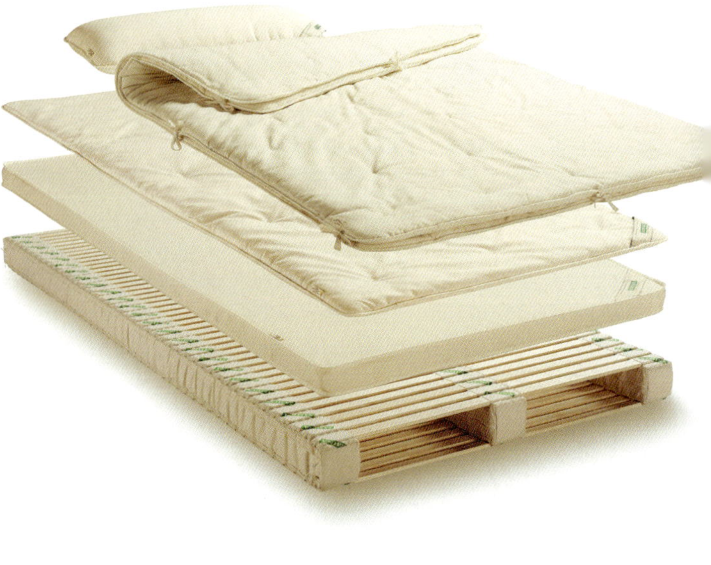

Bioenergetisches Schlaf-Gesund-Konzept mit dem menschlichen Körper nachempfundenen Schichtenaufbau.

4. Ein ganzheitliches Schlafsystem ist vorzugsweise aus natürlichen, körperfreundlichen, entstressenden und Schlaf fördernden Rohstoffen gefertigt, deren Endprodukte jegliche negative Belastung oder Vergiftung des Schläfers ausschließen. Also keine chemischen Belastungen und keine negativen elektrostatischen Aufladungen!
Damit diese Anforderungen erfüllt werden, ist eine handwerkliche Verarbeitung notwendig.

5. Ein ganzheitliches Schlafsystem erzeugt durch die vorzugsweise Verwendung von naturbelassenen, biologisch aktiven und schadstofffreien, handwerklich verarbeiteten Bettwaren aus Materialien wie Baumwolle (Hülle) und bioaktiver Schafschurwolle (Füllung) für Unterbetten, Zudecken und Kissen ein trocken-warmes Bettklima.

6. Ein ganzheitliches Schlafsystem ist durch den Schichtenaufbau konstant durchlüftbar, pflegeleicht und hygienisch. Die konsequente Verwendung von biologisch aktiver Schurwolle fördert das trocken-warme Bettklima, wodurch Mikroorganismen (Hausstaubmilben) die wichtigste Lebensgrundlage (Feuchtigkeit) entzogen wird.

7. Ein ganzheitliches Schlafsystem ist metallfrei. Dadurch werden unerwünschte Verzerrungen des natürlichen Erdmagnetfeldes sowie eine Ankoppelung an elektrische und elektromagnetische Felder vermieden.

8. Ein ganzheitliches Schlafsystem verfügt über eine vielfältige Auswahl von auf das Schlafsystem abgestimmten und medizinisch-orthopädisch getesteten Kopfkissen. Das richtige Kopfkissen ist eine oft vernachlässigte Bedingung für einen guten, erholsamen und vor allem Bioenergetischen Schlaf®!

9. Ein ganzheitliches Schlafsystem wird in ein massives, metallfreies, rundherum offenes Bettgestell mit natürlicher Oberflächenbehandlung (geölt, gewachst) eingelegt.

10. Ein ganzheitliches Schlafsystem sorgt durch bio-physikalische Neutralisation der Störfelder für einen Schutz vor Elektrosmog und Gleichfeldstörungen (Bio-Störzonen).
Gleichzeitig ist eine Energetisierung des Körpers durch biologische statische Bio-Magnetfelder während des Schlafs sehr vorteilhaft. Die Schlafqualität wird dadurch messbar verbessert.

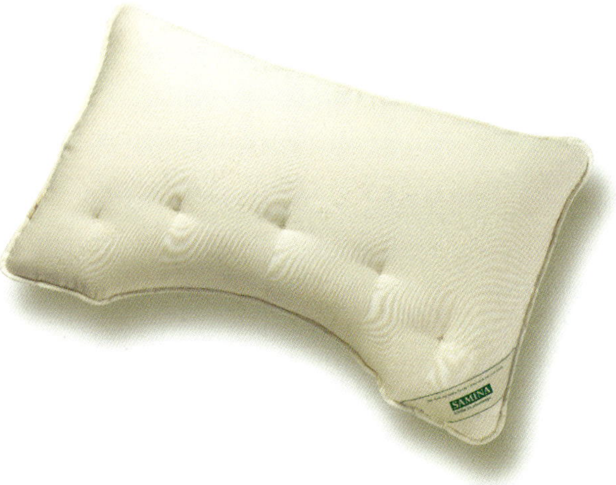

Beispiel eines anatomisch-orthopädischen Kissens.
Entscheidend sind Aufbau, Größe, Naturmaterialen, Füllungen
wie Schafschurwolle, Spelzen, Zirbenspäne, Naturkautschukflocken.

Mit Hilfe dieser Kriterien können Sie Ihre persönliche Schlafsituation überprüfen und bewerten. Wenn Sie tatsächlich etwas verändern und Ihre Schlafqualität verbessern wollen, hat die Optimierung Ihres Schlafplatzes die höchste Priorität. Dort haben Sie auch sofort die größte Hebelwirkung, wenn Sie nach diesen Kriterien vorgehen.

NUR DAS BESTE IST FÜR IHREN SCHLAF GUT GENUG

Seien Sie kritisch, wenn es um Ihren Schlaf geht, denn die Latte liegt hoch. In den meisten Fällen ist konsequenterweise eine Neuanschaffung notwendig. Diesbezüglich sollten Sie Wert auf höchste Qualität legen und sich darüber im Klaren sein, dass Sie für diese Neuanschaffung einige tausend Euro investieren müssen. Aber der ROI (Return of Investment) ist der höchste, den Sie für Ihre Gesundheit und Ihren Schlaf bekommen können! Und wenn Sie die Investitionskosten auf die Nutzungsdauer von etwa 15 Jahren, was mehr als 5000 Nächten entspricht, umlegen, dann kommen Schlafkosten von etwa 50 Cent pro Nacht auf Sie zu.

Diese kleine Investition ist daher bestens angelegt!
Das Bioenergetische Schlaf-Gesund-Konzept sollte hier in jedem Fall den Maßstab für Ihre Entscheidung bilden.
Denn beste Referenzen von renommierten internationalen Schlafforschern, Schlafmedizinern, Ärzten, Heilpraktikern, Therapeuten sowie von zig-tausend Anwendern sprechen für diese ganzheitliche Schlaflösung.

Auch die messtechnische Analyse und eine daraus resultierende Optimierung des Schlafumfeldes sollten unbedingt Berücksichtigung finden. Die Schlaf hemmenden und Schlaf störenden äußeren Einflüsse haben durch die strahlungsabhängigen Kommunikationstechniken massiv zugenommen. Somit sind derzeit über 99 Prozent aller Schlafplätze durch Elektrosmog (Mobilfunk, DECT-Schnurlos-Telefone etc.) elektrobiologisch gestört. Neben den allgemeinen Gefahren von Gesundheitsstörungen durch Elektrosmog, wirken diese künstlichen elektromagnetischen Impulse als Rhythmus-Nehmer und stören daher auch den Schlaf nachhaltig.

Mobilfunk verkürzt die Tiefschlafphasen

Nicht zum ersten Mal kommt eine wissenschaftliche Studie zu dem Schluss, dass die Strahlung von Mobiltelefonen negative Effekte auf den menschlichen Körper haben könnte. Ein interessantes Detail ist im aktuellen Fall, dass die wissenschaftliche Untersuchung von einem Mobilfunkbetreiber gesponsert wurde und dennoch unangenehme Resultate für die Auftraggeber zu Tage gefördert hat. Die Studie zeigt, dass die Verwendung von Mobiltelefonen vor dem Schlafengehen die Qualität des Schlafs reduziert und Kopfschmerzen, Konzentrationsstörungen sowie Depressionen nach sich ziehen kann. Durchgeführt wurde die umfassende Studie vom Karolinska Institut und der Uppsala Universität in Schweden in Kooperation mit der Wayne State University in Michigan, USA. Jene, die der Strahlung von Mobilfunk ausgesetzt waren, brauchten länger um in die erste Tiefschlafphase zu gelangen und blieben kürzer in der tiefsten Phase.

Dies deutet einmal mehr darauf hin, dass die Strahlung messbare Effekte auf das Gehirn hat.
Aus dieser Tatsache und aus über 20-jähriger persönlicher Forschung und Erfahrung resultierend, haben sich zusätzliche Maßnahmen während der Schlafphase als unbedingt notwendig erwiesen.

Dazu gehört, den Körper während des Schlafs mit einer speziellen Silber-Schlafauflage auf Erdpotential zu legen (Barfuß-Effekt), da wir den direkten Kontakt zur Erde mehr oder weniger verloren haben. Insbesondere während des Schlafs liegen wir in unseren Betten normalerweise isoliert gegen die Erde.

Um den Körper während des Schlafs vor technisch-physikalischen Energiefeldern (Elektrosmog) zu schützen, hat sich das natürlich wirkende Bio-Kondensator-Prinzip am besten bewährt.
Dem Körper sollte während des Schlafs eine natürliche, biologisch wirksame Resonanzfrequenz von etwa 8 Hertz zugeführt werden. Dies erleichtert das Ein- und Durchschlafen, reguliert und optimiert die Schlafphasen-Abfolge auf natürliche Weise.
Durch die Silber-Schlafauflage werden dem Körper während des Schlafs biologisch relevante Magnetfelder, sozusagen zur Vorbeugung des Erdmagnetfeld-Mangel-Syndroms, zugeführt (Bio-Magnetismus-Prinzip).
Nähere Infos zu dieser speziellen, geerdeten Silber-Schlafauflage finden Sie im Internet unter *www.lokosana.com*

Aufgrund laufender Forschungen wurde unter meiner Leitung in Zusammenarbeit mit interdisziplinären Wissenschaftlern und Fachexperten zur Erfüllung dieser Anforderungen die spezielle, geerdete Schlafunterlage mit Silber-Baumwollgewebe und Bio-Magneten entwickelt. Diese kann einfach auf die Matratze gelegt werden. Messungen und Ableitungen im Doppelblindversuch zeigten dabei rasch das enorme Optimierungspotential sowohl in der Einschlaf- als auch in der Tiefschlafphase. Auch die REM-Phasen zeigen sich bei Menschen, die stressbedingt hier sehr oft ein entsprechendes Manko haben, ausgeprägter. Besonders beeindruckend sind die Ergebnisse, wenn zusätzlich Schlaf störende Einflüsse wie Elektrosmog oder Erdmagnetfeldverzerrungen am Schlafplatz vorhanden sind.

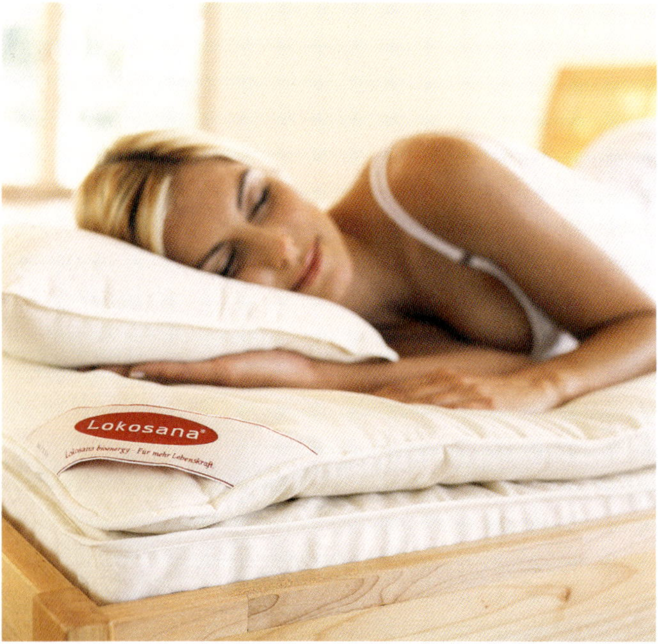

Wie erwähnt – es gibt viele Gründe, warum man schlecht schläft und es sind meistens mehrere Faktoren, die den Schlaf stören. Viele Ursachen bleiben aber oft mangels Wissen im Verborgenen und damit unberücksichtigt. Stellvertretend dazu soll ein Beispiel angeführt werden, wo eine vermeintlich kleine Ursache große Wirkung zeigen kann. Es geht um die beliebten, quarzgesteuerten Armbanduhren. Diese Quarzuhren werden zwar nur mit Batterien im Milli-Ampere-Bereich betrieben. Der Quarz einer modernen Quarzuhr schwingt pro Sekunde jedoch mit 32.768 Schwingungen. Dies verursacht ein Magnetfeld, welches durch Magnetfeld-Detektoren oder Feldsonden im Bereich von 0,6 – 1,2 Ampere/Meter nachgewiesen werden kann. Diese magnetischen Schwingungen werden vom Organismus über die Haut aufgenommen und genügen bei empfindlichen Menschen, für einen unruhigen Schlaf zu sorgen und die Regenerationsphase zu stören.

Es empfiehlt sich daher, Quarzuhren während des Schlafs abzulegen und in entsprechender Entfernung vom Schlafplatz zu lagern. Dies gilt im übrigen auch für Quarzwecker, die sehr oft in unmittelbarer Kopfnähe postiert sind, auf jeden Fall gilt dies für alle elektrisch betriebenen Radiowecker, da diese nämlich starke Magnetfelder in einem Radius bis zu einem Meter erzeugen.

SCHLAFRAUM WIEDER ZU EINER „OASE DER RUHE UND ERHOLUNG" MACHEN

Aus diesem Grunde empfiehlt es sich aus Sicht der Umweltpsychohygiene sowie der Wohn- und Baupsychologie, das eigene Schlafumfeld und Schlafraumgefühl zu überprüfen und gegebenenfalls auch zu ändern. Weil eben unsere Schlafzimmer längst zu Multifunktionszimmern mit Schlafgelegenheit geworden sind, wirkt sich allein dies psycho-physiologisch negativ auf unsere Schlafqualität aus.

Der Schlafraum wird nicht mehr automatisch auf Schlaf, Ruhe, Erholung und Regeneration ausgerichtet. Die Folgen sind die häufigste Form von Schlafstörungen, nämlich durch nervliche Überreizung hervorgerufene Ein- und Durchschlafprobleme. Eine Umstrukturierung ist unverzichtbar und lohnt sich in jedem Fall!

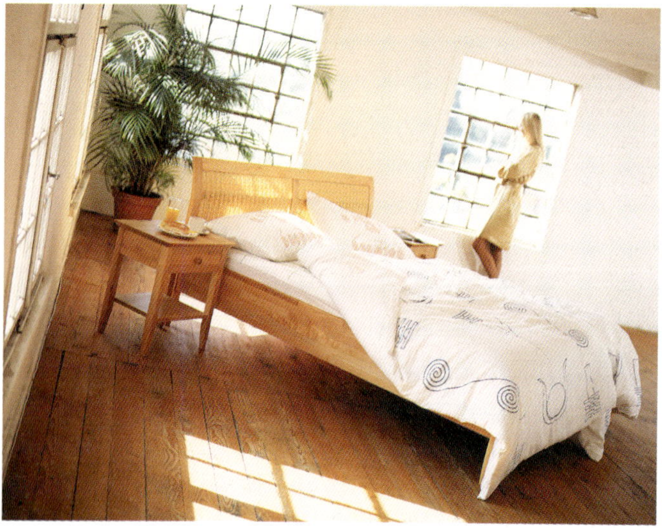

RÄUMLICHE TRENNUNG UND RAUMFUNKTION ÜBERPRÜFEN

Deshalb erfordert eine konsequente Schlafhygiene nicht nur die räumliche Trennung von Arbeits-, Wohn- und Schlafraum, sondern auch das gesamte Interieur ist zu hinterfragen. Dies gilt vor allem für die Schlafräume. Alles, was nicht direkt oder indirekt mit Erholung, Entspannung und Schlaf zu tun hat, ist idealerweise zu eliminieren. Das Bett sollte konsequenterweise nur für Schlaf und Sex genutzt werden. Was gesundes und Bioenergetisches Schlafen® anbelangt, heißt das Motto deshalb für Schlafräume ganz klar: Weniger ist meistens viel mehr.

Was die Schlafpsychologie und Schlafhygiene anbelangt, liegen die Forderungen deshalb auf der Hand. Wichtig ist von vornherein eine klare räumliche Trennung des Schlafens von anderen Wohn- und Aufenthaltsbereichen. Vor allem Menschen, die bereits einen gestörten Schlaf haben, sollten sich ihre „sinnliche Oase der Ruhe und Regeneration" selbst neu kreieren oder fachliche Hilfe in Anspruch nehmen. Die Lösungen sollten in jedem Fall Ihrer eigenen Persönlichkeit entsprechen und Sie sollten sich ausgesprochen wohl fühlen!

Im Mittelpunkt Ihres neuen Schlafraumes sollte das aus biologischer Sicht wichtigste Möbelstück – nämlich das richtige Bett mit dem richtigen Bettinhalt – stehen. Aus baubiologischer Sicht massiv, unbehandelt oder gewachst, metallfrei und mit Bettinhalt, der orthopädisch und bettklimatisch ganzheitlichen Ansprüchen gerecht wird. Nochmals zur Erinnerung: Wer im Schlafzimmer fernsieht, im Internet surft, telefoniert und arbeitet – konditioniert sich nicht auf Ruhe, Entspannung, Erholung und Schlaf. Die „bio-logische" Folge ist der schlechte, nicht erholsame und gestörte Schlaf.

UNSERE BIOLOGISCHEN RHYTHMEN UND INNEREN UHREN

Alle lebenden Organismen, so auch der Mensch, schwingen im Rhythmus äußerer und innerer Taktgeber. Dies ist für das Verständnis des Wach-Schlaf-Rhythmus und der Steuerung des Schlafes ganz wichtig.
Einer der wichtigsten Taktgeber ist für uns der Wechsel von Helligkeit-Tag-Wachheit-Belastung und Dunkelheit-Nacht-Schlaf-Erholung. Die äußeren Taktgeber sind großteils elektromagnetischer Natur, die unsere eigene Bio-Elektrizität einkoppeln. So auch das Licht, das nichts anderes ist als elektromagnetische Schwingung im sichtbaren Bereich.

Aber auch elektromagnetische Impulse im nicht sichtbaren Bereich spielen als Taktgeber für unsere innere Zentraluhr eine bedeutende Rolle. Man hatte nämlich beobachtet, dass die innere Uhr von Blinden weitgehend synchron mit der aller anderen Menschen lief. In den sechziger Jahren machte man jedoch eine überraschende Entdeckung: Blinde Menschen, die aus kosmetischen Gründen für ihre scheinbar funktionslos gewordenen Augen Glaskörper erhielten, verloren ihren gewohnten Tagesrhythmus. Sie behielten zwar weitgehend einen normalen Wechsel von Schlaf- und Wachphasen bei, insgesamt wurde ihr Tag meist jedoch etwas länger als 24 Stunden. Ihre innere Uhr war sozusagen „frei laufend". Sie lief jeden Tag um einen bestimmten Minutenbetrag falsch, ohne auf die richtige Zeit zurückgestellt zu werden.

SONNENAUFGANG UND SONNENUNTERGANG ALS TAKTGEBER

Der Hirnforscher David Berson von der Brown-Universität, Providence, USA, entdeckte als erster, dass sich neben den bekannten Zapfen- und Stäbchenzellen im Auge, die für das Schwarzweiß- und das Farbensehen verantwortlich sind, eine dritte Art von Sehzellen befindet. Diese speziellen Lichtrezeptoren verändern ihre Aktivität mit Auf- und Untergang der Sonne, also zunehmender und abnehmender Lichtintensität. Dies dürfte mit unterschiedlichen elektromagnetischen Impulsen, die von der Sonne ausgehen, zu tun haben. Dabei dürfte das sichtbare Licht den Mechanismus für die Synchronisation der Zeitzentrale in unserem Gehirn beeinflussen. Ebenso ist Licht für die Aktivierung bestimmter Hormone wie das Melatonin, Serotonin, Dopamin und andere verantwortlich.

Somit kann über die gezielte Nutzung von Licht die innere Uhr wieder mit der tatsächlichen Tageszeit synchronisiert werden und Lichtmangelkrankheiten wie die SAD (saisonal abhängige Depression) positiv beeinflusst werden. In diesem Zusammenhang zeigen Untersuchungen ebenfalls, dass die Zirbeldrüse auch auf Signale des natürlichen Erdmagnetfeldes sowie der Schumannfrequenzen von etwa 8 Hertz reagiert. Damit wird auch nachvollziehbar, warum Elektrosmog als die Summe aller technisch bedingten elektromagnetischen Schwingungen unter anderem die Funktion der Zirbeldrüse und damit die inneren Rhythmen und vor allem Schlaf und Regeneration stört. Der Elektrosmog führt zu einer Irritation der Zirbeldrüsenfunktion. Die Reaktionen: Es wird weniger Melatonin produziert, verzögert ausgeschüttet oder die Produktion fast gänzlich blockiert. Die Folgen: Nicht erholsamer, gestörter Schlaf!

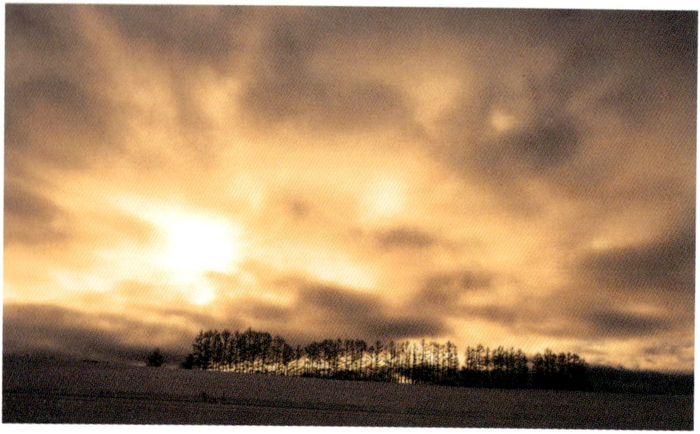

ERSTER LICHTIMPULS ENTSCHEIDEND

Zentrale Bedeutung für die optimale Regulierung des Wach-Schlaf-Rhythmus dürfte der erste morgendliche Kontakt mit Lichtimpulsen, wie die von der Sonne, haben.

Dass unsere persönliche, individuelle innere Uhr nicht verstellbar ist, wurde zwischenzeitlich auch wissenschaftlich begründet. Vor einigen Jahren fand man nämlich heraus, dass zwei Varianten eines Gens mit dem englischen Namen „Period" die Hauptrolle spielen. So sorgt etwa die Genvariante „Period1" dafür, dass die innere Uhr ein wenig nach vorn gestellt wird, während die Variante „Period2" die Uhr zurückstellt. Signalstoffe im Blut und die Schwankungen des Stoffwechsels sorgen dann dafür, dass auch die anderen Uhren im Körper dem vorgegebenen Rhythmus folgen. Damit ist bestätigt, dass unsere innere Uhr genetisch bedingt ist und daher auch nicht verstellt werden kann. Umso wichtiger ist es, den vorgegebenen Rhythmus zu akzeptieren und sich danach auszurichten!

Die in diesem Zusammenhang wichtigsten Grund-Rhythmen sind:
a) Circadianer Rhythmus, z. B. Temperatur, Schlaf-Wach-Rhythmus, Melatonin-Serotonin-Produktion. Dies bedeutet, dass wir nach einem Tag oder innerhalb von 24 Stunden den gleichen Zustand wieder erreichen.
b) Ultradianer Rhythmus, z. B. nach 90 Minuten ist der gleiche Zustand wieder erreicht. Dies trifft auf unsere Schlafphasen zu, da sich etwa alle 90 Minuten die Schlafstadien eins bis vier sowie Traumphasen abwechseln.
c) Infradianer Rhythmus wie Monats- oder Jahresrhythmen. Dazu zählt die immer wiederkehrende Periode der Frau oder etwa die Jahreszeiten.

Wenngleich es insgesamt Übereinstimmungen der Rhythmen gibt, hat jeder von uns doch seinen eigenen, individuellen Biorhythmus. So hat jeder Mensch zu einer anderen Zeit die höchste Körpertemperatur. Die Variabilität kann bis zu einer Stunde betragen. Bei Versuchspersonen, die ohne äußere Zeitgeber wie Licht oder andere Hinweisreize in einem Bunker eingeschlossen wurden, betrug der Schlaf-Wach-Rhythmus 26 Stunden. In einem weiteren Experiment betrug der Schlaf-Wach-Rhythmus am fünfzehnten Tag ohne Zeitgeber sogar 33,4 Stunden. Der Temperaturrhythmus beträgt zwischen 23 und 27 Stunden. Die motorische Aktivität hat einen Zyklus von 20 bis 32 Stunden. Die höchste Körpertemperatur wurde kurz vor dem Aufstehen erhoben.

MIT DEN RHYTHMEN DER NATUR IN HARMONIE LEBEN

Das Klima, die Jahreszeiten, Sonne und Mond und auch die jeweilige Tageszeit beeinflussen Ihren Körper.

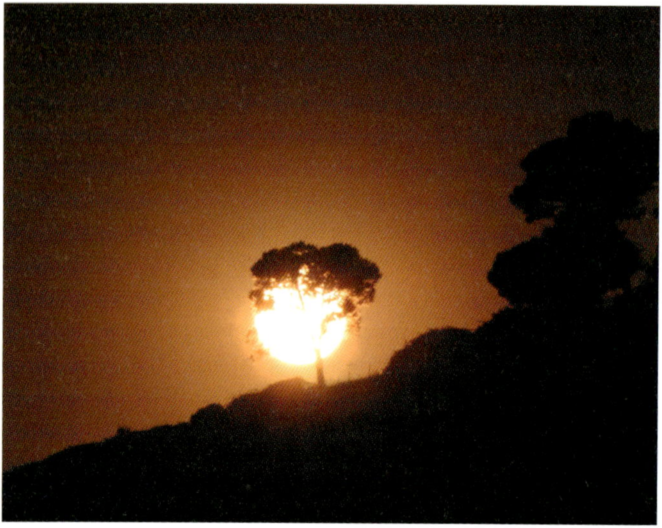

Früher haben sich die Menschen vor allem nach der Sonne gerichtet. Sie sind intuitiv zu Bett gegangen, sobald es dunkel wurde und aufgestanden, wenn die Sonne aufging. In unserer umtriebigen, hektischen Zeit sind wir auf die äußeren Uhren fixiert. Mit dem elektrischen Licht haben wir uns vom natürlichen Tag-Nacht-Rhythmus abgekoppelt und einen von der Natur unabhängigen Tagesablauf entwikkelt. Genau deswegen ist es wichtig, dass wir zu unserem inneren Rhythmus wieder zurückgehen. Dazu die einfachste Schlafregel: Gehen Sie ins Bett, wenn Sie müde sind.

DIE RHYTHMIK DER ORGANUHR

Eine Vielzahl psychischer und physischer Messgrößen verändert sich rhythmisch. Vertraute Beispiele sind Puls und Atmung, die Veränderung der Körpertemperatur oder des Blutdrucks im Lauf von 24 Stunden des Tages oder der 28-tägige Menstruationszyklus der Frau. Das Spektrum rhythmischer Funktionen im Menschen umfasst etwa eine Millisekunde bis zu einem Jahr. Die höchsten messbaren rhythmischen Frequenzvorgänge finden im Nervensystem statt. Die langsameren Rhythmen findet man in den Stoffwechselprozessen.
Manche Rhythmen beziehen sich nur auf einzelne Organe oder Organsysteme. Daraus ist auch das Konzept der so genannten „Organuhr" in der Traditionellen Chinesischen Medizin (TCM) entstanden, welche die rhythmischen Aktivitätszyklen der einzelnen Organe im Zeitraster anzeigt:

Bei gesunden Menschen befinden sich die verschiedenen Rhythmen in Einklang und harmonieren im Zusammenspiel wie die Musiker eines Orchesters. Die Körpertemperatur steigt z. B. am Ende der nächtlichen Schlafphase bis kurz vor dem Aufwachen deutlich an. Dadurch entsteht ein Gefühl der Wachheit am frühen Morgen. Abends nimmt dagegen die Körpertemperatur ab und bereitet somit den Organismus auf den Schlaf vor. Deshalb können wir bei zu hohen Schlafzimmertemperaturen nicht gut und erholsam schlafen. Auch zwischen 14 und 16 Uhr findet bei den meisten Menschen ein Rückgang der Körpertemperatur statt, was die Tatsache erklärt, dass gerade am Nachmittag Müdigkeitserscheinungen häufig auftreten und damit ein Leistungsabfall erfolgt. Auch die Unfallgefahr nimmt in dieser Zeitspanne statistisch nachweisbar zu.

DIE HARMONISCHE ORDNUNG DES SCHLAFS

Die harmonische Ordnung ist aber gegenüber Leistungsanforderungen an die einzelnen Funktionen des Körpers und der Psyche eher labil. Deshalb muss auf Belastung idealerweise in einem Rhythmus von etwa 90 Minuten Erholung folgen. Dies geschieht am stärksten und automatisch im gesunden Nachtschlaf. Bereits nach einigen Stunden Nachtruhe synchronisieren sich Herz- und Atemrhythmus in einem Verhältnis von 4:1. Deshalb sind viele Krankheiten nicht selten mit Störungen der harmonischen Beziehungen zwischen verschiedenen organischen Parametern verbunden. So ist zum Beispiel bei Patienten mit funktionellen Herz- und Kreislaufstörungen ohne organischen Befund ein völliges Fehlen der ganzzahligen harmonischen Abstimmung zwischen Herzrhythmus und Arterienschwingung festzustellen.

Rhythmische feststellbare Ordnungen finden sich deshalb auch bei Krankheitsverläufen. Zum Beispiel kommt bei der Malaria das Fieber entweder jeden dritten oder jeden vierten Tag. Die periodischen Schüttelfröste und Fieberanfälle werden durch den Lebenszyklus eines einzelligen Blutparasiten, des so genannten Plasmodiums, verursacht. Dieses vermehrt sich jeden dritten oder vierten Tag.

Die häufigste cirkadiane Rhythmusstörung wird durch den so genannten Jetlag verursacht, der bei Überschreitung verschiedener Zeitzonen entsteht. Bei Flügen, bei denen zahlreiche Breitengrade und damit Zeitzonen überflogen werden, kommt es zu dieser „Zeitverschiebung". Solche Flüge führen zu einer Desynchronisation des Schlaf-Wach-Rhythmus, Temperaturrhythmus und auch anderer innerer Rhythmen.

Jetlag-Symptome können eine Woche oder sogar länger andauern. Typisch sind Ein- und Durchschlafschwierigkeiten, Tagesschläfrigkeit, Verdauungsstörungen, Gereiztheit und Konzentrationsstörungen. Sobald wir einige Tage in der neuen Zeit leben und schlafen, kommt es zur Resynchronisation und der Schlaf-Wach-Rhythmus pendelt sich wieder ein. Der Temperaturrhythmus adaptiert allerdings langsamer. Fliegt man von Osten nach Westen, also zum Beispiel von Europa in die USA, ist die Anpassung erleichtert. Hingegen führen Verkürzungen des Tages zu einer erschwerten Anpassung. Fliegt man also von Westen nach Osten, also von den USA nach Europa, wird der Tag verkürzt und somit die Anpassung erschwert.

Ab dem 40. Lebensjahr nimmt die Empfindlichkeit für Jetlag-Symptome zu. Manche Firmen haben neuerdings eine interessante Lösung für den Jetlag gefunden: Die interkontinentalen Aufenthalte und Meetings werden so kurz gehalten, dass dem Organismus gar keine Zeit mehr bleibt, sich mit dem Jetlag auseinanderzusetzen.

MINI-JETLAG DURCH ZEITUMSTELLUNG

Einer milden Form eines Jetlags sind viele Menschen zweimal im Jahr ausgesetzt, nämlich zu Beginn und Ende der Sommerzeit, wenn die Uhr eine Stunde zurück- bzw. vorgestellt wird. Schon diese vermeintlich kleine Zeitumstellung kann zu zahlreichen Reaktionen wie Müdigkeit, Herz-Kreislauf-Problemen, Verdauungsstörungen und natürlich Einschlaf- und Durchschlafstörungen führen.

Neuerdings haben Chronobiologen nach Studien an über 50.000 Menschen bestätigt, dass der Organismus sich eigentlich an diese Zeitumstellung gar nicht gewöhnen kann, weil eben die inneren Uhren nicht verstellbar sind. Deshalb wird seit Jahren eine Abschaffung der Zeitumstellung gefordert. Im Übrigen erleiden viele Menschen speziell am Wochenbeginn einen Mini-Jetlag, da sie an den Wochenenden ihre Schlafdauer verlängern.

GEGEN DIE INNERE UHR LEBEN UND SCHLAFEN

Aber solche Mini-Jetlags haben heute fast alle Menschen, die berufs- oder sozialbedingt gegen ihre inneren Uhren leben und schlafen „müssen". Dies wird auch durch eine besondere Form, nämlich die Nacht- und Schichtarbeit bestätigt. Durch Nacht- und Wechselschichten werden nämlich Schichtarbeitern ungewöhnliche und unregelmäßige Arbeitszeiten auferlegt. Dadurch entstehen gesundheitliche Probleme, die denen des Jetlags ähneln. Nachtschichtarbeiter müssen sich nicht nur einem unnatürlichen Rhythmus anpassen, wenn die normalen Arbeits- und Schlafzeiten vertauscht bzw. verschoben werden. Sie schlafen zudem auch weniger, weil Lärm, Tageslicht und höhere Raumtemperaturen häufige Störfaktoren für den Schlaf am Tage darstellen.
Nachtschicht ist in unserer Gesellschaft leider nicht zu umgehen. Eine Verbesserung der allgemeinen Lebensbedingungen und der Schlafhygiene kann mildernd wirken.
Wenn der Nachtschicht-Arbeiter ein „physiologisches Bett" hat, kann die Qualität des Schlafes verbessert und das Defizit am Tage zum Teil ausgeglichen werden. Deshalb hat für Schichtarbeiter das Bioenergetische Schlaf-Gesund-Konzept einen sehr hohen Nutzen und sollte als Bedingung gefordert werden.

Auch bei Wechselschicht finden die Betroffenen aufgrund häufig wechselnder Arbeitszeiten gewöhnlich keinen ausreichenden Schlaf. Dabei können geringe zeitliche Anpassungen den Übergang von der einen zur nächsten Schicht erheblich erleichtern. Werden an den letzten Tagen vor Ablauf der Spätschicht sowohl die Schlafens- als auch die Aufstehzeiten um ein bis zwei Stunden hinausgezögert, kann sich der Organismus auf den neuen Rhythmus der Nachtschicht besser einstellen.

VON DER TAGESRHYTHMIK ZUR SCHLAFRHYTHMIK

Nach allen bisherigen Ausführungen ist es für Sie sicherlich nachvollziehbar, dass alles in unserem Leben von äußeren und inneren Rhythmen und Schwingungen mitgesteuert und mitbeeinflusst wird. Ihr Tagesablauf und Ihre inneren und äußeren Taktgeber sind daher für Ihre Schlafrhythmen und dadurch für Ihre Schlafqualität mitverantwortlich. Das gesamte Tagesrhythmogramm in eine Schlafanalyse und qualitative Bewertung des Schlafes miteinzubeziehen, ist ein hoher, aber unumgänglicher Anspruch für die Gegenwart und Zukunft der Schlafforschung und Schlafmedizin. Denn die häufigste innere Ursache von Schlafstörungen ist, wie bereits mehrfach erwähnt und durch Untersuchungen bestätigt, der psychisch-soziale Stress, der sich wiederum psycho-physiologisch auswirkt und damit unseren inneren Wach-Schlaf-Traum-Rhythmus durcheinander bringt. Dabei geht es auch um emotionale Effekte, die aus Angst, Arbeitsdruck, Sorge, Ärger, Wut, Aggression und vielen anderen Konflikten entstehen können. Dies sind also klassische Rhythmus-Störer. Der qualitativ hochwertige Schlaf braucht in jedem Fall einen wichtigen Faktor, vor allem vor dem Einschlafen: körperlich-geistig-seelische Harmonie!

So sind bei einer ganzheitlichen Schlafanalyse und einem folgenden Schlafcoaching nach dem „Engpass-Prinzip" die Rhythmen und Schlaffaktoren so zu optimieren, dass der größte negative Einflussfaktor auf den eigenen Schlaf und dessen Qualität gefunden und beseitigt wird. Zu untersuchen ist dabei vor allem auch der Schlafplatz, der vielfältigen Einflüssen unterliegen kann. Die häufigsten Rhythmus- und Schlaf-Störer sind Lärm und Elektrosmog.

Der Mensch selbst ist ein System von Systemen (z. B. Nerven-, Hormon-, Herz-, Kreislauf- und Immunsystem) und in dauernder Wechselwirkung mit vielen äußeren Systemen (z.B. Natur, Umwelt, Haus und Wohnung, Arbeitswelt, Soziales etc). Zur Erinnerung: Alles ist mit allem verbunden und deshalb hat alles auf alles einen Einfluss! Dies trifft insbesondere auf uns Menschen zu, da wir ein so genanntes „offenes System" darstellen und dadurch in dauernder Wechselwirkung zu Natur und Umwelt stehen. Nur wenn wir mit diesen äußeren Taktgebern in rhythmische Resonanz treten, sind auch die inneren Rhythmen harmonisch. Dazu kommt die Einzigartigkeit unserer verschiedenen Bewusstseinszustände (z.B. Wach-, Schlaf- und Traumbewusstsein) und der mehr oder weniger freien Gedankenwahl. Gerade dieses Zusammenspiel zwischen Körper, Seele und Geist prägt den Menschen – seine Gedanken, seine Handlungen, seine Gesundheit, seine Vitalität, seine Lebensfreude, seine Erfolge und das ganze Leben.

Am Anfang steht der Geist – das heißt erst durch unser Denken, unseren Verstand und unser Bewusstsein können wir Wege, Therapien und Heilmittel für unsere Gesundheit, unsere Vitalität, unser Leistungsvermögen sowie unseren Erfolg kennen lernen und nutzen. Ganzheitliche Gesundheit und Bioenergetischer Schlaf® können also letztendlich nur von innen und durch uns selbst kommen. Wie die Qualität des Tages so die Qualität der Nacht!

Sphärenklang im Tiefschlaf

DIE 4 WICHTIGSTEN REGELN DER SCHLAFPSYCHOLOGIE

Die bereits beschriebenen elementaren Voraussetzungen wie ganzheitliche Bettausstattung und störungsfreier Schlafplatz sind für den gesunden, erholsamen und vor allem Bioenergetischen Schlaf® absolute Bedingung. Wie bereits mehrfach angedeutet, sind jedoch auch unsere Lebensweise und unsere Gewohnheiten wichtige Faktoren. Dabei geht es um die Grundsätze der Schlafpsychologie, denn es gibt viele Gewohnheiten, die sich mit einem gesunden, erholsamen und vor allem Bioenergetischen Schlaf® nicht so ohne Weiteres vereinbaren lassen. Die Schlafpsychologie empfiehlt unter anderem ganzheitliche Maßnahmen, eine schlaffreundliche Lebensweise und positive Denk- und Glaubensmuster. Dies alles mit dem Ziel, einen gesunden, erholsamen Schlaf zu erreichen. Der entscheidende Faktor für einen erholsamen Schlaf ist nicht nur die Dauer, sondern ausschlaggebend für die Erholung und Regeneration ist die Qualität des Schlafes.

Ein gesunder Schlaf hat folgende gemeinsame Merkmale:
a) eine kurze Einschlafdauer (+/- 15 Minuten)
b) kein nächtliches oder zu frühes Erwachen, dadurch gute Schlafeffizienz
c) ausreichend Traum-(REM)-Schlaf, ausreichend Tiefschlaf (Deltaschlaf)
d) Rhythmischer Ablauf der einzelnen Schlafstadien +/- 90-Minuten-Rhythmus
e) wenig Körperbewegungen bzw. Körperverlagerungen während des Schlafs

Damit Sie dies tatsächlich erreichen ist es notwendig, dass Sie ganz bestimmte Verhaltensregeln berücksichtigen.

1. Gesunder, erholsamer Schlaf braucht Rhythmus

Der Idealfall ist also, wenn Sie jeden Tag einen regelmäßigen Tagesablauf mit einer variablen Einschlaf- und Aufwachzeit von maximal 1,5 Stunden einhalten. Ebenso wichtig ist es, den Rhythmus von Belastung und Erholung während des Tages einzuhalten.

2. Gesunder, erholsamer Schlaf braucht Harmonie

Dies bedeutet, dass es Ihnen gelingen sollte, Ihre Emotionen zu regulieren und unter Kontrolle zu bringen. Deshalb ist ein Schlaf-Gesund-Coaching auch gleichzeitig ein Besser-Leben-Coaching. Nutzen Sie die Kräfte Ihrer Emotionalen Intelligenz und setzen Sie sich mit dieser Thematik auseinander. Bringen Sie sich in gute Stimmung mit positiven Emotionen und vergessen Sie das Lachen nicht!

3. Negative Emotionen überwinden

Zu den größten Rhythmus-Störern und Schlafräubern zählen negative Emotionen wie Angst, Sorgen, Neid, Ärger, Hass. Insbesondere vor dem Schlaf sind diese unbedingt zu vermeiden.

4. Ruhe und Gelassenheit bewahren

Falls Sie bereits Schlafstörungen haben, kann es auch auf dem Weg zu einem besseren Schlaf vorkommen, dass Sie in der Nacht aufwachen und nicht sofort weiterschlafen können. Jetzt ist es wichtig, nicht gleich in Panik zu verfallen, sondern Ruhe und Gelassenheit zu bewahren. Hier können Sie das Einschlafritual mit rhythmischer Atemübung und Bild-Meditation anwenden (siehe Seite 162).

5. Das richtige Aufwachen ist entscheidend

Die meisten Menschen, die ihren Schlaf verbessern wollen, konzentrieren sich hauptsächlich auf das Ein- und Durchschlafen. Denn zum Aufwachen hat man ja schließlich und endlich ein bewährtes Hilfsmittel: den Wecker. Der Idealzustand ist jedoch erst dann erreicht, wenn wir spontan zur gewünschten oder noch besser zur gewohnten Zeit aufwachen.

Dies erreichen Sie, sobald Sie wieder im natürlichen Wach-Schlaf-Traum-Wach-Rhythmus leben und schlafen. Das ist ebenfalls ein wertvoller Nutzen des Bioenergetischen Schlafs®.

SCHLAFFREUNDLICHE TAGE PLANEN UND GESTALTEN

Was diesen Vorsatz oder dieses Vorhaben anbelangt, nimmt man am besten die Erläuterungen zu den inneren Rhythmen sowie Säulen der Gesundheit als Grundlage. Besonders behandeln möchte ich die Themen Stress, Bewegung, Sonnenlicht und Erholung durch Pausen. Sie müssen sich dies so vorstellen, dass Sie bis zum Abend hin Ihrem inneren Rhythmus folgend einen so genannten Schlafdruck aufbauen. Das heißt, dass Sie am Abend und vor dem Schlaf eine natürliche Müdigkeit entwickeln. Nun gibt es natürlich viele Faktoren, die diesen Schlafdruck beeinträchtigen. Dazu zählt vor allem jede Form von Dis-Stress, das heißt von emotional negativem Stress.

IM RHYTHMUS VON HOCH UND TIEF LEBEN UND ARBEITEN

Ihre persönliche Leistungskurve

Ihre persönliche Leistungsfähigkeit ist je nach Chronotyp individuell und ändert sich im Laufe des Tages. Um die Belastungs- und Erholungsphasen optimal zu planen und dadurch Konzentrations- und Motivationstiefs zu vermeiden, sollten Sie Ihren Tages- und Arbeitsplan der persönlichen Leistungskurve anpassen. Falls Sie Ihre persönliche Leistungskurve nicht genau kennen, lohnt es sich, diese ein paar Tage zu beobachten und zu dokumentieren.

Die normale durchschnittliche Leistungskurve

Die durchschnittliche Leistungskurve trifft auf die meisten Menschen zu. Sie steigt morgens steil an und erreicht vormittags zwischen 8 und 12 Uhr das Maximum. Sie bricht über Mittag bis zum Spätnachmittag ein, um gegen Abend von 18 bis 21 Uhr nochmals anzusteigen. Das Leistungsvermögen vom Vormittag wird dabei aber nicht mehr erreicht.

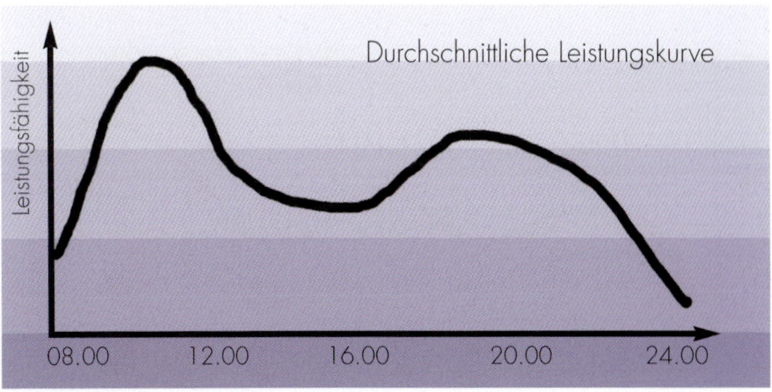

Falls sie sich mit dieser Leistungskurve identifizieren können, hier einige Hinweise, wie Sie diese am besten für sich nutzen können: Wichtige Tätigkeiten und Meetings im Leistungshoch am Vormittag einplanen und erledigen. Weniger wichtige Tätigkeiten und Routinearbeiten in den Nachmittag verlegen.

CHRONOTYP 1: DER ABENDMENSCH

Sie gehen in der Regel nach Mitternacht zu Bett und schlafen spät ein, sind früh morgens nicht sofort munter und haben zur frühen Stunde weder einen großen Appetit noch sind Sie besonders gesprächig. Falls diese Attribute größtenteils auf Sie zu zutreffen, dann sind Sie wahrscheinlich ein so genannter „Abendmensch" (Eule).

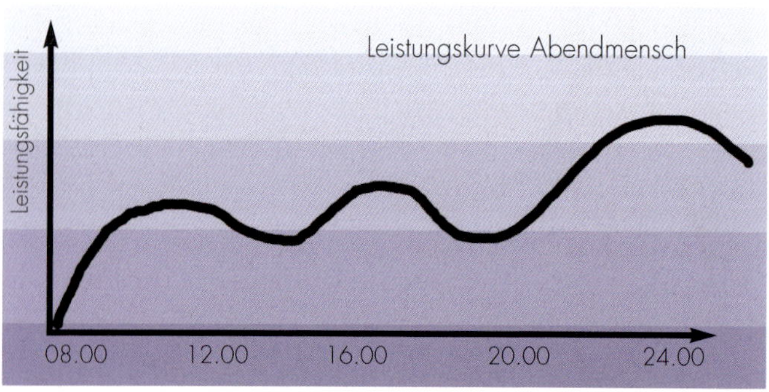

Diesen Rhythmus können Sie am besten für sich nutzen:
Wichtige, komplizierte oder geistig anstrengende Aufgaben im Leistungshoch am Nachmittag erledigen.
Einfache Routineaufgaben am besten morgens erledigen, um in die Gänge zu kommen.
Komplexe Aufgaben, die am nächsten Morgen auf Sie warten, schon am Abend vorbereiten.

CHRONOTYP 2: DER MORGENMENSCH

Sie werden oft vor 21 Uhr müde, Gäste sind Ihnen abends nicht so willkommen, denn Sie gehen normalerweise früh zu Bett. Sie fühlen sich bereits kurz nach dem Aufwachen fit und haben einen klaren Kopf. Mit diesen Attributen zählen Sie zu den „Morgenmenschen" (Lerchen).

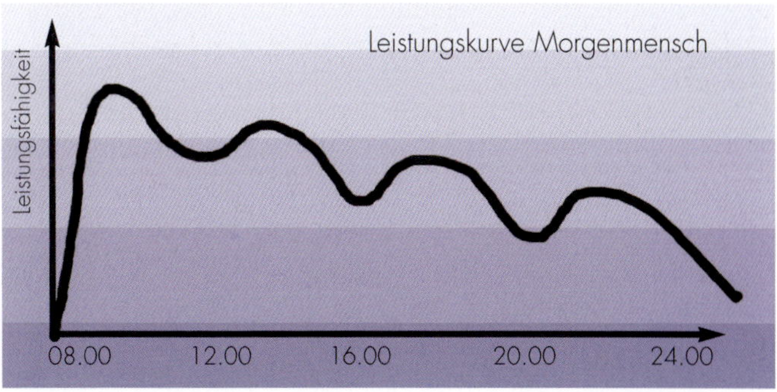

Als typischer Morgenmensch sollten Sie:
So früh wie möglich Ihren Arbeitstag beginnen.
Die ein bis zwei Stunden vor dem Eintreffen Ihrer Mitarbeiter nutzen, um in Ruhe wichtige und knifflige Arbeiten zu erledigen.
Routinearbeiten sollten generell nachmittags erledigt werden.

Gerade auf die Morgenmenschen trifft zu: Alles was Sie morgens nicht schaffen, bleibt in der Regel liegen!

GESUND LEBEN IM STRESS

Alle reden von ihrem Stress. Da stellt sich natürlich die Frage, ob es überhaupt realistisch ist, den Stress in den Griff zu bekommen. Dabei ist es wichtig zwischen dem gesund erhaltenden, nämlich dem Eustress und dem gesundheitsstörenden, dem Disstress, zu unterscheiden. Der energetische Unterschied zwischen beiden ist: Der Eustress ist ein Energiespender und der Disstress ist ein Energieräuber. Also führt der Disstress zur Überlastung unserer Körper-, Sinnes- und Denksysteme. Einer meiner Lehrmeister, Prof. Dr. med. Dr. h.c. Boris Luban-Plozza, hat sich ausführlich mit dem Thema Stress und dessen Auswirkungen sowie mit der Vermeidung von Stress auseinandergesetzt. Eine der wichtigsten Erkenntnisse möchte ich gerne an Sie weitergeben: Es ist vorteilhaft, sich mit dem Stress zu arrangieren und nicht gegen den Stress anzukämpfen. Deshalb ist es klug, im richtigen Moment auf Pausen, Erholung und Entspannung umzuschalten.
Im Folgenden einige bewährte Anregungen, wie Sie Ihren täglichen Disstress meistern können.

Halten Sie täglich und mehrmals einige Minuten inne. Werden Sie still. Meditieren Sie. Über viele Ihrer heutigen Sorgen und Ängste werden Sie in kurzer Zeit schon lachen können. Denn über 90 Prozent der Horror-Szenarien, die wir uns selbst ausdenken, treten garantiert nicht ein! Suchen Sie auch nicht rückschauend nach Ihren Defiziten und denen Ihrer Mitmenschen. Seien Sie mit Ihrer täglichen „geistigen Kost" anspruchsvoll und lassen Sie jeden Tag einige Worte aus dem großen Schatz der positiven Weltliteratur und Erkenntnisse der großen Meister auf sich wirken.

Suchen Sie vermehrt positive Abenteuer – lassen Sie sich immer wieder zu etwas Neuem anregen und hören Sie niemals damit auf, neu zu beginnen. Befreien Sie sich von Ereignissen und Enttäuschungen aus der Vergangenheit. Hermann Hesse bringt es auf den Punkt: „Und jedem Anfang wohnt ein Zauber inne, der uns beschützt und der uns hilft zu leben..."

IN DER GEGENWART LEBEN

Im Hier und Jetzt zu leben ist der Schlüssel zu einem pro-aktiven Leben – denn nur jetzt können wir etwas tun oder auch lassen. Nur jetzt in diesem Moment können wir pro-aktiv sein oder uns entspannen. Wir können es vielleicht auch morgen, aber vielleicht auch nicht. Und wenn wir immer nur sagen, dass wir morgen pro-aktiv oder entspannt sein wollen, werden wir es womöglich nie sein.

BAUEN SIE IHRE ÄNGSTE AB

„Was man kennt, fürchtet man nicht mehr" ist eine alte Weisheit. Daraus lässt sich auch gleich ein wichtiges Lebensmotto ableiten: Denke frech und handle behutsam! Wie sollten unsere inneren Begabungen und Kräfte wachsen können, wenn jeder Gegenwind und jede Veränderung uns ängstlich macht?

Die Lebens- und Berufserfahrung gibt uns doch immer wieder die gleiche Antwort. Nur durch „Irrtum und Versuch" kommen wir auf den richtigen Weg und können uns dadurch persönlich, beruflich und auch sportlich entwickeln. Viele Menschen warten und hoffen aus Angst, dass nichts passiert. Doch ohne pro-aktives Denken und Handeln wird so oder so nichts passieren. Nur wer wagt, gewinnt das Spiel mit den zahlreichen oft auch unbewussten Ängsten!

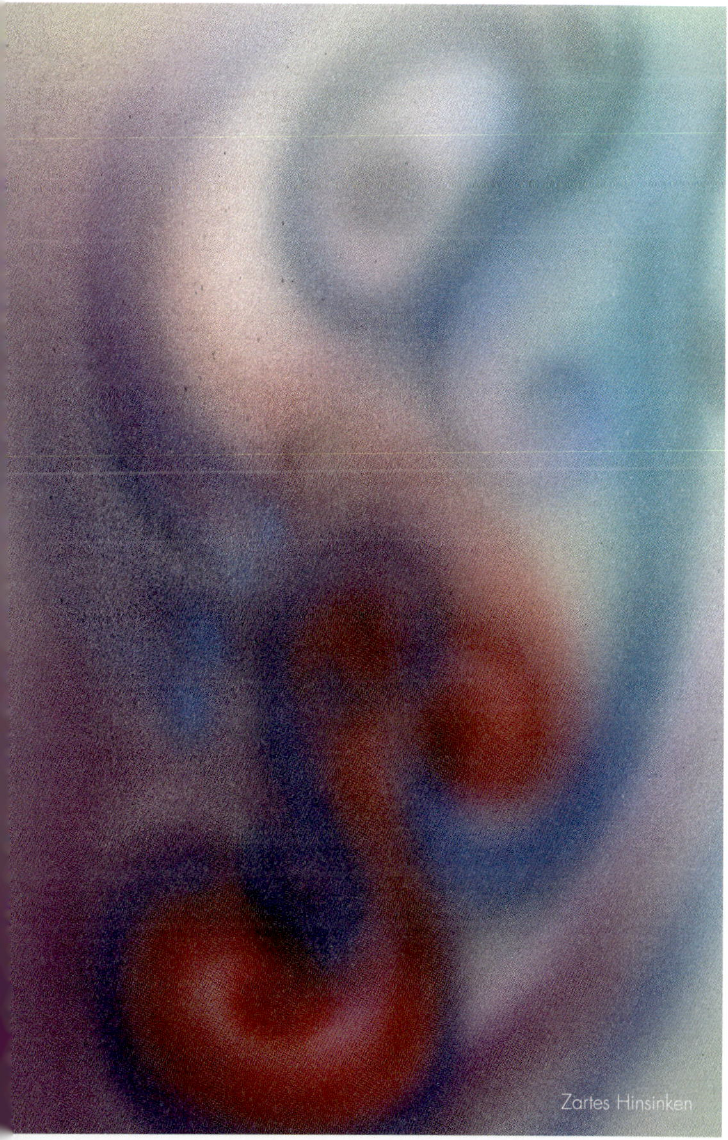

Zartes Hinsinken

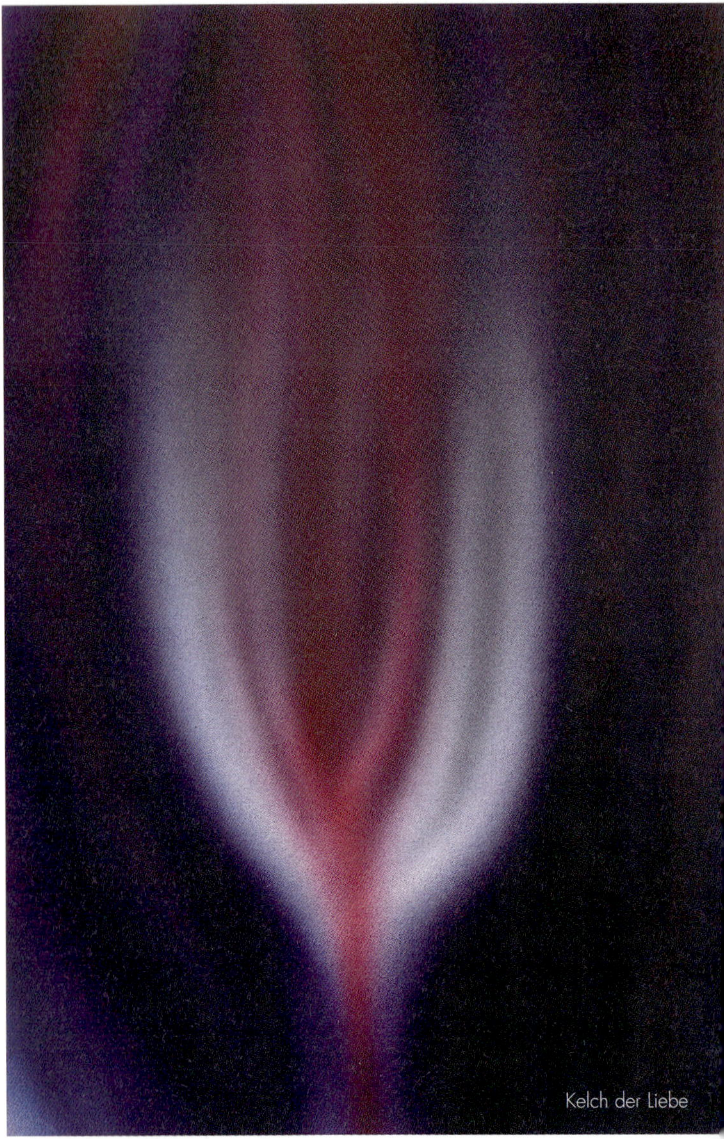

Kelch der Liebe

ORDNUNG IST DAS HALBE LEBEN

An dieser weisen Tatsache hat sich seit Menschengedenken nichts geändert. Innere und äußere Unordnung öffnet dem Stress und seinen unliebsamen Nebenerscheinungen Tür und Tor. Denn die Unordnung und der unnötige Ballast von heute, nimmt Ihnen die wichtige Freiheit von morgen. Verschaffen Sie sich einen Überblick und entfernen Sie alles Überflüssige aus Ihrem Leben!

WER PLANT, HAT BESSERE CHANCEN ZU GEWINNEN

Zugegeben – man kann im Leben nicht alles planen, aber ohne Planung sind die Chancen sehr gering, das Lebensspiel positiv zu spielen. Planen Sie jedoch nicht nur für Beruf und Arbeit, lernen Sie auch Ruhe, Entspannung, Meditation und Pausen einzuplanen. Und lassen Sie sich bitte nicht von einmal gefassten Plänen abbringen!

Es ist sehr vorteilhaft zu lernen, den alltäglichen Stress rechtzeitig abzubrechen. Das Alternativprogramm heißt: loslassen, entspannen und erholen. Und hüten Sie sich vor „falschen Kuren" mit Kaffee, Nikotin oder gar Drogen. Auch Fernsehen hat in der Regel nichts mit Erholung und Entspannung zu tun, im Gegenteil, Fernsehen transportiert eine Reihe anderer versteckter Stresseinflüsse.

Ein ruhiges Gespräch mit Freunden bei einem Glas gutem Wein oder entspannende Musik hören sind wohltuend. Manchmal helfen uns auch einige Seiten entspannender Literatur, sich an Kunst zu erfreuen oder selber zu zeichnen, malen, tanzen oder lustvoll Sport zu betreiben. Wichtig: Alles ohne Zwang und Zeitstress!

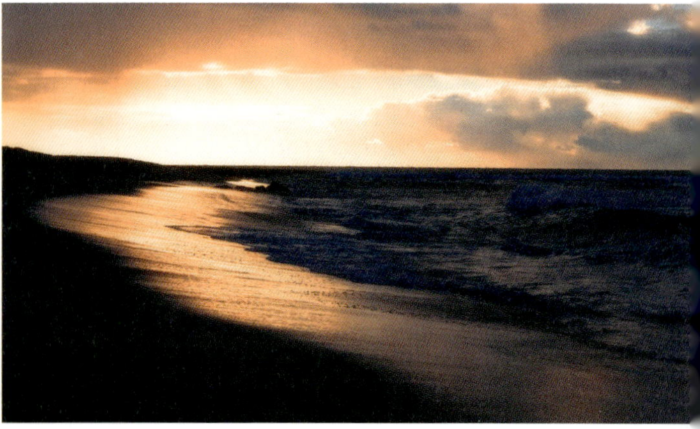

BRAC-PAUSEN

Unser Körper hat einen biologischen Grundrhythmus von etwa 90–100 Minuten zwischen Belastung und Erholung. Dies kennen wir bereits von den Schlafrhythmen. Nun ist eine Entdeckung des Schlafmediziners und Chronobiologen Prof. Dr. Karl Hecht sehr interessant. Er hat nämlich in Messungen nachgewiesen, dass wir auch am Tag genau diesem Zyklus folgen und ein gesunder Organismus durch Einsetzen von Müdigkeit, Nachlassen der Motivation und Konzentration uns Signale gibt, wann es Zeit ist, eine Erholungspause einzulegen.

Wenn man trotz Erschöpfung längerfristig auf die so genannten BRAC-Pausen (BRAC = basic rest activity cycle) verzichtet, dann treten körperlich-psychisch-geistige Funktionsstörungen bis hin zu psychosomatischen Erkrankungen auf. Und der schlechte, nicht erholsame Schlaf folgt auf den Fuß!

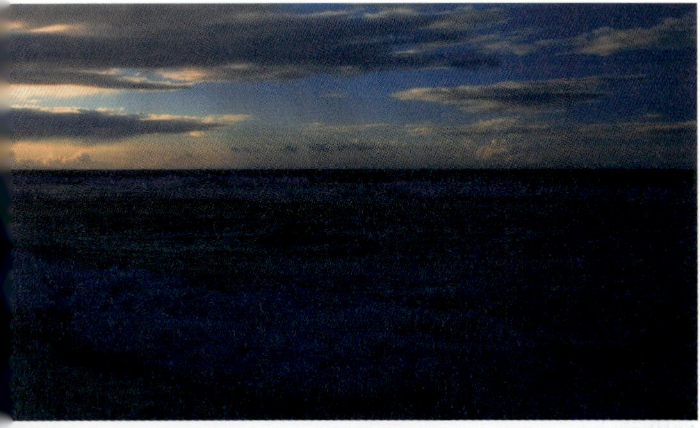

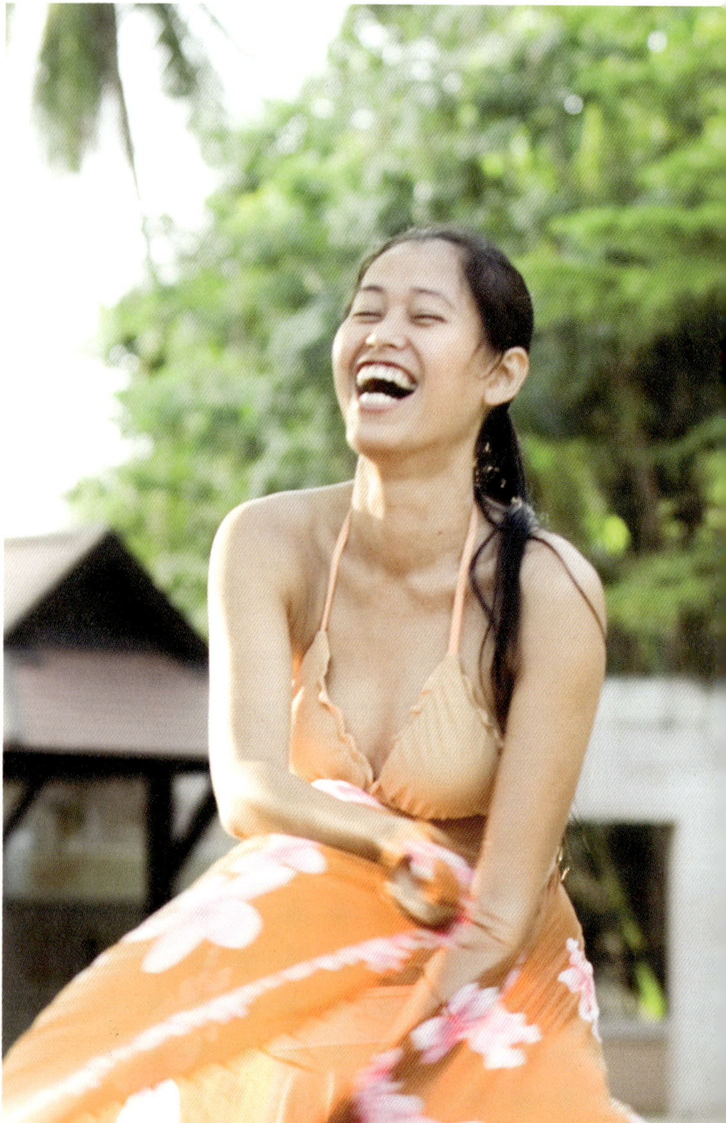

Das gemeinsame Lachen im Beruf und in der Freizeit verbessert die zwischenmenschlichen Beziehungen auf allen Ebenen und wirkt sich insgesamt positiv aus. Gleichzeitig wird die Zusammenarbeit verbessert, und Sie können die Herausforderungen dadurch besser bewältigen. Herzhaftes Lachen löst kontrollierendes Denken und Handeln in Luft auf, und starre Gedankenmuster werden so durchbrochen. Die Ausschüttung von Endorphinen löst Wohlbefinden aus. Dies wirkt positiv auf Ihr Selbstvertrauen und fördert Ihre optimistische Lebenseinstellung.

Das Stresshormon Kortisol wird durch intensives Lachen reduziert, Endorphine (Glückshormone) werden vermehrt ausgeschüttet. Ähnlich wie nach einem Jogginglauf, nach Powerwalking oder anderen sportlichen Anstrengungen, stellt sich nachher ein umfassendes Wohlgefühl ein.

Viktor Frankl, der Begründer der Logotherapie und Existenzanalyse, nannte den Humor den direkten Gegenspieler von Angst und Unsicherheit.

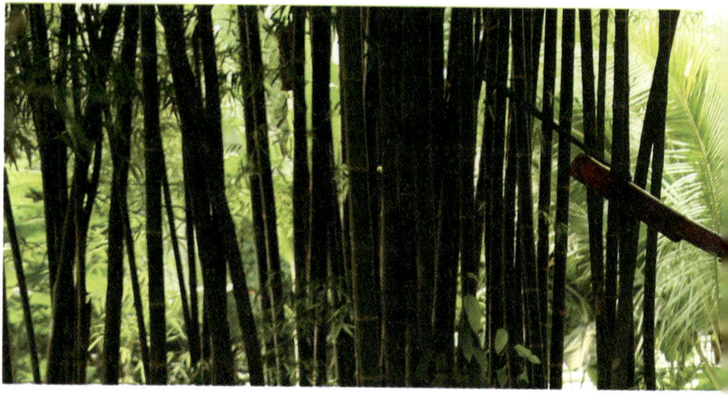

GESUNDHEITSFÖRDERNDE WIRKUNG DES LACHENS

Lachen hilft Ihnen nicht nur, sich vom Stress zu befreien. Lachen macht Sie auch kreativ. Lachen ist untrennbar mit positiver Lebenseinstellung verbunden. Mit dem Lachen verlieren wir auch unsere inneren Ängste und lachen heitert unsere Stimmung von einer Sekunde zur anderen auf. Lachen gibt uns Kraft und eröffnet uns neue Perspektiven. Lachen ist ein Rhythmus-Geber und aufgestaute Blockaden lösen sich wie von Geisterhand auf. Menschen, die häufig lachen, sind einfach gelassener, kontaktfreudiger, selbstbewusster und können mit ihren eigenen Gefühlen und Bedürfnissen viel besser umgehen als Menschen, die selten lachen oder zum Lachen in den Keller flüchten. Eine Minute Lachen wirkt wie 45 Minuten Entspannungstraining. Also los – lachen Sie jetzt einmal so richtig!

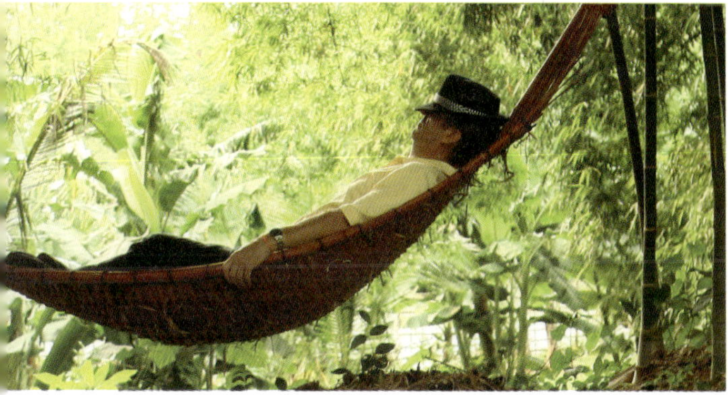

FRÜH GENUG DIE NOTBREMSE ZIEHEN

Das kennen Sie bestimmt: Trotz guter Vorsätze und Strategien – plötzlich ist nur noch alles Stress pur. Das Herz klopf, der Blutdruck steigt, die Hände zittern, Sie haben das Gefühl, jetzt förmlich zu „platzen". In dieser Situation gibt es vernünftigerweise nur noch eine Lösung – sofort alles abbrechen. Dann nehmen Sie ein leeres Blatt Papier und schreiben mit großen Buchstaben das Wort ENDE.

Tief ausatmen und erst dann Luft holen. Jetzt ist es wichtig, durch eine kurze Pause das innere und äußere Tempo aus der Situation zu nehmen. Es kann auch sehr hilfreich sein, wenn Sie dann wieder starten, die ersten Minuten in den „Slow-Motion-Modus" zu gehen. Dies bedeutet, dass Sie im Zeitlupentempo wieder langsam Fahrt aufnehmen. Die Kraft der Langsamkeit hilft Ihnen, aus dem situativen Kreislauf des Stress-Denkens und Stress-Handelns herauszukommen.

Wenn es Ihnen trotzdem gar nicht mehr gelingt, mit sich selbst, den anderen oder der Situation zurechtzukommen, und Sie durch den Dauerstress Gefahr laufen, neurotisch zu reagieren, dann brauchen Sie Hilfe von außen. Das kann Unterstützung und Hilfestellung durch Freunde, Familienmitglieder oder Arbeitskollegen sein. Noch besser ist es in vielen Fällen, sofort eine Aussprache mit einem Psychologen, Arzt oder Stress-Therapeuten zu suchen. Das bringt Klärung und neue Perspektiven in Ihr Leben. Auch ist jetzt ein günstiger Zeitpunkt, sich mit Autogenem Training, Yoga oder Meditation auseinanderzusetzen. Und seien Sie realistisch – es gibt immer einen Ausweg!

Je größer der Tagesstress, desto größer muss der Ausgleich sein. Ideale Tagesverteilung: Acht bis neun Stunden Arbeit – sieben bis acht Stunden Freizeit – sieben bis acht Stunden Schlaf.

Dazu eine kurze Zusammenfassung: Unter gesunder Ernährung versteht die Ernährungswissenschaft eine Kostzusammenstellung, die den Körper mit allen notwendigen Nährstoffen versorgt. Dazu gehört das entsprechende Verhältnis an den Brennwerte liefernden Nährstoffen Eiweiß, Fett und Kohlenhydraten, an Vitaminen, Mineralstoffen und Spurenelementen sowie an Wasser und den – nicht lebensnotwendigen – Duft-, Würz- und Ballaststoffen. Trotz des heute breiten Angebots an Lebensmitteln ist jedoch eine ausgewogene Ernährungsweise keine Selbstverständlichkeit. Eine vollwertige Mischkost soll nach den aktuellen Richtwerten der Ernährungsgesellschaften begrenzte Fettmengen, aber reichlich, das heißt 55–60 Prozent der Energiezufuhr, Kohlenhydrate enthalten. Zudem wird zu einem moderaten Zuckerverzehr geraten. Durch bewusste Lebensweise und gesunde Ernährung können Sie Krankheitsrisiken verringern und wesentliche Beiträge zu Ihrer Gesundheit und Leistungsfähigkeit leisten. Dogmatismus ist bei der Beurteilung von Ernährung jedoch fehl am Platz, denn eine „gesunde" Ernährung an sich gibt es nicht. Es ist weder notwendig, bestimmte Lebensmittel strikt zu meiden, noch andere in übertrieben großen Mengen zu konsumieren. Auch die Einteilung in „gute" oder „schlechte" Lebensmittel nutzt wenig.

Bei „gesunder" Ernährung kommt es vielmehr auf die richtige Dosierung an, gleichgültig, ob es sich um Fett, Alkohol, Salz oder Zucker handelt. Was heute allerdings eine negative Rolle einnimmt, sind Zusatzstoffe wie Geschmacksverstärker oder Konservierungsmittel. Dies bedeutet, dass Ihre bewusste Auswahl von Lebensmitteln sowie die schonende Zubereitung durchaus eher in Richtung „gesunde Ernährung" gehen.

Das vielfach falsche Ernährungsverhalten, die mangelnde Bewegung oder zu viel Stress sind häufige Ursachen für Zivilisationskrankheiten wie Verdauungs-, Stoffwechsel-, Herz- oder Kreislaufstörungen. Auch psychische Faktoren stehen mit Übergewicht bzw. Untergewicht in Verbindung. Seelische und körperliche Probleme beeinflussen Essgewohnheiten und Nahrungsauswahl.
Einseitige Ernährungsformen werden dabei oft zur Lebensphilosophie. Das Wissen um den Zusammenhang zwischen falscher Ernährung und Gesundheit veranlasst erfahrungsgemäß die wenigsten Betroffenen dazu, ihr Verhalten zu ändern. Bei Kampagnen gegen Nikotin und Alkoholkonsum hat sich gezeigt, dass das Motiv „Angst vor Krankheit" wenig wirksam ist. Ähnlich ist die Situation bei vielen Übergewichtigen oder Untergewichtigen, die ihr Essverhalten eher wegen der Ästhetik als aus Angst vor gesundheitlichen Schäden umstellen. Was Sie persönlich motivieren sollte, Ihre Ernährungsgewohnheiten hinsichtlich Auswahl, Zubereitung und tägliche Mengen zu überprüfen, ist neben der Gesamtgesundheit Ihre Schlafgesundheit. Denn unsere Schlafmuster haben auch mit unseren Essensmustern zu tun.

DAS RICHTIGE MITTAGESSEN

Das Mittagessen nimmt eine zentrale Rolle ein und darf daher nicht zur reinen Nahrungsaufnahme degradiert werden. Das gebietet uns die Lebenskultur, denn schließlich halten Essen und Trinken Leib und Seele zusammen. Apropos Trinken: Über den Tag verteilt sollten Sie in etwa 3 Prozent Ihres Körpergewichts an Flüssigkeit aufnehmen. Am besten trinken Sie während der Arbeitszeit stündlich ein Glas Wasser. Essen Sie bewusst und langsam und lassen Sie nicht zu, dass das Essen zu einer Fortsetzung Ihrer Stresstätigkeiten wird.

VON DER MITTAGSRUHE ZUM MITTAGSSCHLAF

Nach dem Mittagessen geraten wir in der Regel in ein biorhythmisches Leistungstief. Die aufkommende Müdigkeit verleitet uns gerne zu einem kleinen Nickerchen. Diese spezielle Form der Pause ist für gesunde und leistungsfähige Menschen von besonderem Interesse. Wer nämlich die Mittagspause gern auch mit einem Mini-Schlaf verbindet sind traditionsgemäß unsere südlichen Nachbarn in Italien und Spanien. Dort ist das Nickerchen sogar fest in den Arbeitstag integriert. Mit Mittagsschlaf und Power Napping neue Energie tanken, gewinnt auch bei uns an den Arbeitsplätzen immer mehr Anhänger. Die Ergebnisse sprechen für sich: Mehr Leistungsfähigkeit und mehr Lust zum Weiterarbeiten. Zur Erinnerung: Unser ganzes Leben ist verschiedenen Rhythmen unterworfen, einem Hin und Her und Auf und Ab. Der Rhythmus zwischen Schlaf und Wachsein ist ein cirkadianer Rhythmus, weil sich seine Periode einheitlich über einen Tag erstreckt. Inzwischen ist wissenschaftlich belegt, dass wir völlig unabhängig von unserem Lebenswandel, unseren Gewohnheiten und unseren Einstellungen nicht nur am Abend eine verstärkte Einschlafneigung zeigen, sondern auch während der Mittagszeit. Doch ist der Schlafdruck am Mittag nicht ganz so stark wie in der Nacht.

Dass wir in der Zeit zwischen 13 und 15 Uhr tatsächlich einen Knick in der Leistungskurve haben, zeigt auch eine ganz andere Statistik: Die relative Häufigkeit einschlafbedingter Verkehrsunfälle steigt nicht nur nachts an, auch am Tage zeigt sich am frühen Nachmittag ein Maximum in den Unfallzahlen. Viele Untersuchungen weisen darauf hin, dass es sich also lohnen kann, einen Mittagsschlaf zu halten. Allerdings sollte dieser 20–30 Minuten nicht überschreiten. Ansonsten läuft man Gefahr in eine Tiefschlafphase zu rutschen.

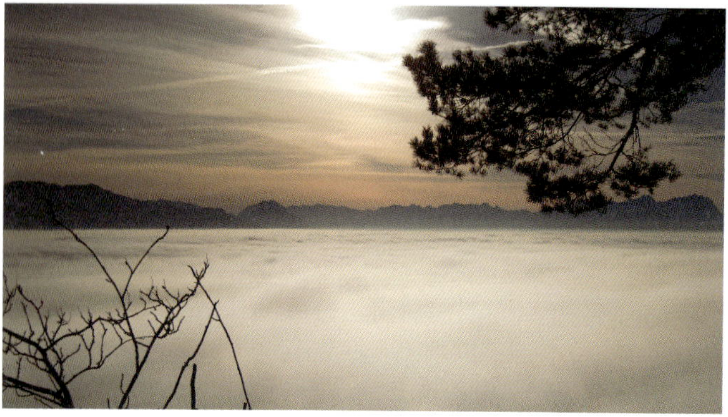

Wenn der Kreislauf zu stark absinkt, würde dies das Aufwachen unnötig erschweren und den Erholungseffekt womöglich aufheben. Die Idee des erholsamen Nickerchens zwischendurch ist nicht neu. Viele Japaner halten einen kurzen Mittagsschlaf im Büro. Auch in den USA und bei uns wird Power Napping immer populärer. Immer mehr Firmenchefs und Vorstände erkennen dies und richten spezielle Ruheräume für ihre Mitarbeiter ein. Denn eines steht aus schlafmedizinischer Sicht fest: Ein kurzes Nickerchen von bereits wenigen Minuten hat einen unglaublichen Erholungseffekt. Deshalb ist es auch für Firmen sinnvoll, dass Mitarbeiter, die das Bedürfnis haben, mittags ein Schläfchen zu halten, dies auch tun können. Denn dadurch kann die Leistungsfähigkeit, Kreativität, Motivation und Arbeitsfreude enorm gesteigert werden. So haben Studien nachgewiesen, dass die Reaktionsgeschwindigkeit um 16 Prozent gesteigert werden kann und gleichzeitig bis zu 34 Prozent weniger Aufmerksamkeitsfehler auftreten.

Solange Sie keine Ein- und Durchschlafstörungen haben, sollten Sie die Kraft des Mittagsschlafes unbedingt nutzen!

LICHT UND SONNE TANKEN

Bereits ausführlich wurde die Thematik und Wichtigkeit von Licht als äußerer Taktgeber beschrieben. Dabei geht es einerseits um die Lichtintensität und andererseits um elektromagnetische Impulse, die außerhalb des sichtbaren Lichts liegen. Fest steht, die meisten Menschen arbeiten tagsüber in Gebäuden, sehr oft auch an Computerarbeitsplätzen. Da haben wir eindeutig zu wenig natürliches Tages- und Sonnenlicht, denn der Unterschied zwischen drinnen und draußen ist gigantisch. Gut beleuchtete Büros bringen es auf 700–800 Lux Lichtintensität. Ein Sonnentag hat weit über 100.000 Lux.

Das Licht brauchen wir jedoch, damit der lichtabhängige Hormonhaushalt des Glückhormons Serotonin und des Schlafhormons Melatonin richtig funktionieren – Versuche zeigen, dies ist erst ab etwa 3.000 Lux möglich, besser sind 10.000 Lux. Nur wer tagsüber genügend Tages- und Sonnenlicht tankt, produziert genügend Serotonin. Und nur wer ausreichend Serotonin hat, hat am Abend und in der Nacht auch genügend vom Schlafhormon Melatonin. Also Pausen mit „Licht- und Sonnenduschen" kombinieren. Dabei ist wichtig zu verstehen, dass es auch um elektromagnetische Impulse geht, die mit großer Wahrscheinlichkeit über ganz bestimmte Rezeptoren in unserer Netzhaut ankoppeln. Deshalb sollten Brillenträger für Lichtduschen ihre Brille (auch Sonnenbrille) abnehmen, aber nie direkt in die Sonne schauen, sondern mit geschlossenen Augen ein Licht- und Sonnenbad genießen. Nutzen Sie, wann immer Sie können – Sonnenauf- und Untergänge. Damit passen Sie Ihre innere Zentraluhr dem äußeren Taktgeber Licht und Sonne wieder optimal an!

MUSIK ALS RHYTHMUS-GEBER

Die Musik bietet ebenfalls gute Möglichkeiten, unseren inneren und oft gestörten Rhythmus wieder zu harmonisieren. Dabei geht es um Tonschwingungen, mit denen unser Organismus wieder in den inneren Rhythmus zurückgeführt werden kann. Das ist auch das Ziel der Musiktherapie. Alles organische Leben ist im Grunde genommen ein Schwingsystem.

Demnach spielt jeder Mensch seine eigene Melodie, sogar auch die Organsysteme. Wandelt man zum Beispiel Gehirnströme oder Herzströme in Musik um, kann man daraus einen gewissen Status ableiten: Ein gesundes Herz klingt, ein krankes Herz schweigt oder spielt dissonante Klänge! Wenn es also gelingt, durch die richtige Klang- und Tonfolge mit der eigenen Melodie in Einklang und Resonanz zu gelangen, kann man damit seine inneren Rhythmen positiv beeinflussen und Heilungsprozesse aktivieren. Wissenschaftliche Forschungen haben ergeben, dass es bestimmten Tonschwingungen gelingt, in unsere Gehirnprozesse einzugreifen. Dies trifft vor allem auf eigene, intuitive Musikimprovisationen mit verschiedenen Instrumenten zu. Auch das rhythmische Singen, zum Beispiel von Mantras, bewirkt eine Harmonisierung der eigenen Körperrhythmen. Man geht heute sogar davon aus, dass die intakte Natur ebenfalls eine Art kollektive Melodie spielt, an die unsere eigene Melodie ankoppelt. Deshalb ist der Aufenthalt in der freien Natur nach wie vor der beste äußere Taktgeber. Naturgeräusche wie Meeresrauschen und Vogelgesang haben ebenfalls einen beruhigenden, entspannenden Effekt.

GLYZIN – EINE AMINOSÄURE MIT UNSCHÄTZBAREM WERT

Nun gibt es natürlich auch eine Reihe von anderen Möglichkeiten, die vorwiegend durch Stress aus den Fugen geratenen Rhythmen, vor allem den Wach-Schlaf-Rhythmus über den Stoffwechsel zu beeinflussen. Dabei spielt die Aminosäure Glyzin eine übergeordnete Rolle, deren umfassenden Funktionen im Stoffwechsel mehr und mehr entdeckt werden.

Jahrelange Forschungen und praktische Erfahrungen des Schlafmediziners und Neurophysiologen Prof. Dr. Karl Hecht haben diesbezüglich sehr interessante Zusammenhänge ergeben. Glyzin ist besonders für den gestressten, rhythmusgestörten Menschen von großem Interesse, denn es senkt unter anderem die Nervosität und verbessert den Wach-Schlaf-Rhythmus und damit auch die Schlafqualität. Es wirkt sozusagen als abschwächender Neurotransmitter im Gehirn und im Rückenmark, der stressbedingte, hyperaktive Nerventätigkeit dämpfen kann.

Glyzin hat eine Reihe weiterer unschätzbarer Werte: Es wirkt entgiftend, antioxidativ, antientzündlich, immunmodulierend, hilft bei der Bildung des roten Blutfarbstoffes und hat eine Reihe weiterer vielfältiger Eigenschaften. Glyzin ist rezeptfrei und wird innerhalb der EU als Nahrungsmittelergänzung angeboten. Es gibt keine bekannten Kontraindikationen und eine Überdosierung ist nach Ansicht von Experten ebenfalls auszuschließen. Glyzin ist kostengünstig, eine Monatspackung kostet ca. 15,00 Euro. Am besten wirken Glyzin-Pastillen (sublingual – unter die Zunge gelegt). Nähere Infos siehe unter *www.schlafcoaching.com*

BEWEGUNG UND KÖRPERFITNESS

Neben der richtigen Ernährung ist die Bewegung und damit körperliche Fitness eine Grundvoraussetzung für gesunden und vor allem Bioenergetischen Schlaf®. Dazu braucht es regelmäßiges Körper- sowie Herz-Kreislauf-Training. Von Nordic-Walking über Joggen bis zum Mountain-Biken gibt es unzählige Möglichkeiten und Sportarten, um sich körperlich fit zu halten.

DIE GEHEIMNISSE DES MINI-TRAMPOLINS

Falls Sie bisher nicht regelmäßig Sport und damit Herz-Kreislauf-Training betrieben haben, möchte ich Ihnen eines der genialsten Trainingsgeräte vorstellen: das Mini-Trampolin. Man kann es sowohl im Freien als auch bei Schlechtwetter oder im Winter im Haus verwenden. Somit ist das regelmäßige, einfache und mühelose Training mit dem Mini-Trampolin vollkommen wetterunabhängig. Laut einer Studie der NASA ist Trampolin 68 Prozent effizienter als z. B. Joggen.

Das Mini-Trampolin eignet sich genauso für sportive wie auch bisher eher bewegungsarme Menschen. Mit nur 15–30 Minuten können Sie ausgesprochen viel für Ihre körperliche Fitness, Gesundheit, Vitalität und Leistungskraft tun.

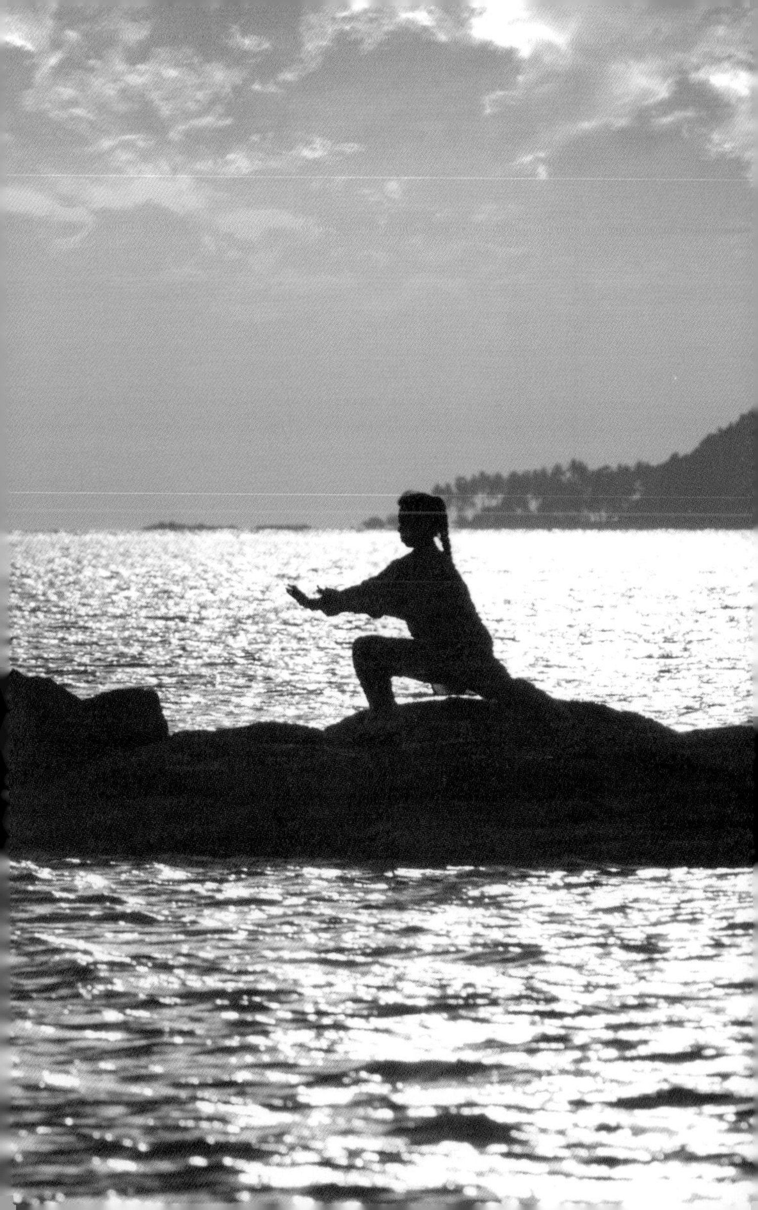

Die wichtigsten positiven Wirkungen des Trainings auf einem elastischen Mini-Trampolin kurz zusammengefasst:

Herz- Kreislauf-System

Obwohl das Training auf dem Trampolin subjektiv nicht sehr anstrengend erscheint, ist es doch ein hoch wirksames Herz-Kreislauf-Training. Dies hängt damit zusammen, dass das Schwingen auf dem Mini-Trampolin alle Muskeln beansprucht. Das Herz-Kreislauf-System wird dadurch angeregt, Leistungsreserven aufzubauen. Positiv ist, dass Sie sich dabei kaum – wie z. B. beim Joggen – überfordern können. Das Geheimnis? Beim Schwingen auf der elastischen Matte des Mini-Trampolins vollführt Ihr Körper einen ständigen Wechsel zwischen relativer Schwerelosigkeit am höchsten Punkt der Aufwärtsbewegung und zunehmender Energie beim „Eintauchen" in die Sprungmatte mit etwa 2–3fachem Körpergewicht. Dabei reagieren alle Körperzellen reflexartig: Sie entspannen bei Schwerelosigkeit völlig, während sie beim Abbremsen kräftig anspannen.

Muskulatur

Das Trampolintraining ist ein sehr effektives Muskelaufbau-Training. Einzigartig am Trampolin ist, dass durch die wechselnden Beschleunigungskräfte alle Muskeln mitarbeiten müssen und ganz unwillkürlich gefordert werden. Die beim Abbremsen verstärkte Gravitationskraft bewirkt, dass die Muskeln stärker werden. Interessant für Frauen ist die automatische Stärkung der Beckenbodenmuskulatur. Durch den verbesserten Stoffwechsel aller Gewebezellen wird sogar das sonst schwer zu beeinflussende Bindegewebe gefestigt und gestrafft.

Gelenke

Die Knorpelschichten werden durch Bewegung dazu angeregt, Schmierflüssigkeit zu produzieren. Ohne ausreichende Bewegung trocknet der Knorpel aus und das Gelenk schmerzt.
Das regelmäßige Bewegungstraining auf dem hochelastischen Mini-Trampolin ist deshalb so vorteilhaft, weil durch seine weiche Federung die Druckbelastung für die Gelenke minimal bleibt. So ist auch dann noch ein Training möglich, wenn andere Bewegungsübungen nicht mehr gut durchgeführt werden können.

Lebensfreude

Das Training auf einem Mini-Trampolin ist für Menschen aller Altersgruppen und bis ins hohe Alter möglich. Es ist keine besondere Begabung dazu nötig und leicht zu erlernen. Jeder erfährt dabei, dass er etwas leisten kann. Und das wichtigste: Es macht Spaß und garantiert auf diese Weise, dass Sie regelmäßig trainieren. Das Bewegungstraining wirkt sich auch positiv auf das Hormonsystem aus und hebt die Stimmung. Das bringt neuen Schwung und Lebensfreude in Ihr Leben.

Immunsystem

Die Pumpwirkung der Muskulatur beschleunigt auch den Lymphkreislauf (Lymphdrainage), der für die Entgiftung des Körpers zuständig ist. Durch das moderate Bewegungstraining wird zusätzlich die Produktion von Abwehrzellen angeregt. So wird das Immunsystem gestärkt, und Sie sind weniger anfällig für Krankheiten und Allergien.

Durch das Training auf dem Mini-Trampolin werden, wie bereits mehrfach erwähnt, ausnahmslos alle Muskeln des Körpers beansprucht und der Stoffwechsel so besonders stark angeregt.
Es sorgt auch für eine Aktivierung der Peristaltik (Darmmuskelaktivität oder -arbeit) und damit für kürzere Verdauungszeiten. Für eine Gewichtsreduzierung ist das von ausschlaggebender Bedeutung. Zudem muss erwähnt werden, dass vor allem bei moderater (aerober) Bewegung Fett gut verbrannt werden kann. Das sanfte Training auf dem Mini-Trampolin erfüllt genau diese Anforderung.

Balancekoordination

Wenn Sie auf dem Mini-Trampolin üben, muss Ihre gesamte Körpermuskulatur ständig dafür sorgen, dass Sie nicht die Balance verlieren. Durch diese ständigen Korrekturen der Haltung wird die Körperkoordination deutlich verbessert. Sie sind sicherer auf den Beinen und verlieren auch im Alltag nicht so schnell das Gleichgewicht.

Knochenstabilität

Für alle Menschen ab 50 Jahre ist es außerdem sehr vorteilhaft, dass durch das regelmäßige Training die Knochen besser mit Mineralien versorgt und dadurch stabiler werden. So wird der Osteoporose aktiv entgegengewirkt.

Auf dem Mini-Trampolin ist man praktisch dazu gezwungen, die Wirbelsäule aufzurichten, um die Balance zu halten. So ist gewährleistet, dass die Bandscheiben optimal und gleichmäßig belastet werden. Der Wechsel zwischen An- und Entspannung wirkt wic cine Massage der Bandscheiben und regt deren Stoffwechsel und Wasserhaushalt an. Gleichzeitig wird die Rückenmuskulatur trainiert, die dadurch die Wirbelsäule wieder besser unterstützen kann. Mit der gleichzeitig entspannenden Wirkung werden so Rückenschmerzen deutlich gelindert.

Bei bereits geschädigter Bandscheibe ist ein Training mit einer medizinisch gestesteten Version des Mini-Trampolins (z. B. belli swing) wegen der ultraweichen Trainingsform zu bevorzugen. Übrigens: Ein sanftes Training auf dem Mini-Trampolin ist sogar weniger belastend als ein Spaziergang auf Waldboden!

Entspannung und besserer Schlaf

Das regelmäßige, langsame An- und Entspannen aller Muskeln wirkt wie eine Massage: Verspannungen und Verkrampfungen lösen sich, Kopf- und Rückenschmerzen werden dadurch gelindert. Das Herz-Kreislauf-System wird zwar gefordert, durch die rhythmische Bewegung wird jedoch gleichzeitig ein Reflex (ähnlich dem Tauchreflex) ausgelöst, der den Puls verlangsamt. Auch auf die Seele wirkt das sanfte Schwingen beruhigend: Die Atmung wird ruhiger, gleichmäßiger und tiefer. Das wirkt sämtlichen Stresseinflüssen entgegen. Nach dem Training fühlen Sie sich daher erfrischt und die Konzentrationsfähigkeit ist deutlich verbessert. Man erreicht ohne große Kraftanstrengungen eine außerordentliche Steigerung des physischen und psychischen Leistungsvermögens.

Entspannungs-, Konzentrations- und Sensibilisierungsfähigkeit werden ebenso unterstützt wie Kraft, Ausdauer, Koordination, Beweglichkeit, Schnelligkeit, Reaktion und Gleichgewichtssinn. Am Abend schlafen Sie entspannter und leichter ein. Für ein gutes Mini-Trampolin sollten Sie +/- 300,00 Euro investieren. Empfehlenswert ist unter anderem das Modell „belli swing" (*www.physio-fit-shop.de*).

Nun kommen wir dem Abend und dem Schlaf immer näher. Die bisherigen Ausführungen haben gezeigt, dass es weder notwendig noch möglich ist, über den Schlaf alles zu wissen. Entscheidend ist es, die biologisch-elementaren Grundbedingungen und -bedürfnisse des Schlafes zu kennen und zu erfüllen. Die Optimierung Ihres Schlafraumes und Ihrer Schlafunterlage ist dabei eine logische und vorab die wichtigste Voraussetzung zur Verbesserung der Schlafqualität.
Dazu kommen nun weitere biologisch-elementare und allgemeine Grundbedingungen für einen erholsamen, Bioenergetischen Schlaf®, die – wie Sie ja bereits erkannt haben – sehr viel mit Ihren persönlichen Gewohnheiten zu tun haben.
Insgesamt ist es wichtig, in Ihr Leben und Ihre Berufs- Familien-, Freundes- sowie Freizeitaktivitäten einen Rhythmus zu bringen. Dies gilt vor allem für den Tagesablauf.

Der gute, erholsame Nachtschlaf startet nach einem schlaffreundlich gestalteten Tag mit der geplanten Abendmahlzeit. Das ist auch symbolisch jener Akt, der den abgelaufenen Tag (Aktivität) von der kommenden Nacht (Passivität/Schlaf) trennt. Jetzt ist es wichtig, die Entspannungs- und Schlafregeln einzuhalten – es geht um die so genannte Schlafhygiene. Ab jetzt ist alles entscheidend was Sie tun und nicht tun. Dazu gibt es umfangreiche Erfahrungen aus der Schlafmedizin und Schlafpsychologie. Denn der gute Schlaf ist natürlich auch von Ihrem Verhalten und vor allem von Ihren Gewohnheiten abhängig. Es ist wichtig, dass Sie sich an ein ‚schlaffreundliches Verhalten' gewöhnen. So sollten Sie sich zum Beispiel schrittweise an eine regelmäßige Zu-Bett-Geh-Zeit gewöhnen. Und unser Programm startet mit dem Abendessen. Hier ist die Regel ganz einfach: Bevorzugen Sie eher leichtverdauliche Kost.

Das Abendessen sollte übrigens spätestens zwei Stunden vor der tatsächlichen Bettzeit erfolgen. Entscheiden Sie sich bei den Kohlehydraten für Nudeln, Vollkornreis, Kartoffeln oder Vollkornbrot. Die Kombination von Bewegung an der Sonne und Kohlehydraten kurbelt die Serotoninproduktion (Glückshormon) an. Serotonin ist eine Vorläufersubstanz des Schlafhormons Melatonin. Mischen Sie die Kohlehydrate mit Tryptophan-haltigen Fleischprodukten von Huhn, Truthahn oder Fisch. Tryptophan ist eine Aminosäure (Eiweißbaustoff) und begünstigt wiederum die Produktion des Schlafhormons Melatonin. Meiden Sie in jedem Fall zu fetthaltige Speisen. Wenn Sie Vegetarier sind, dann bleiben Sie auch bei den Kohlehydraten und mischen Sie dies mit Sojaprodukten.

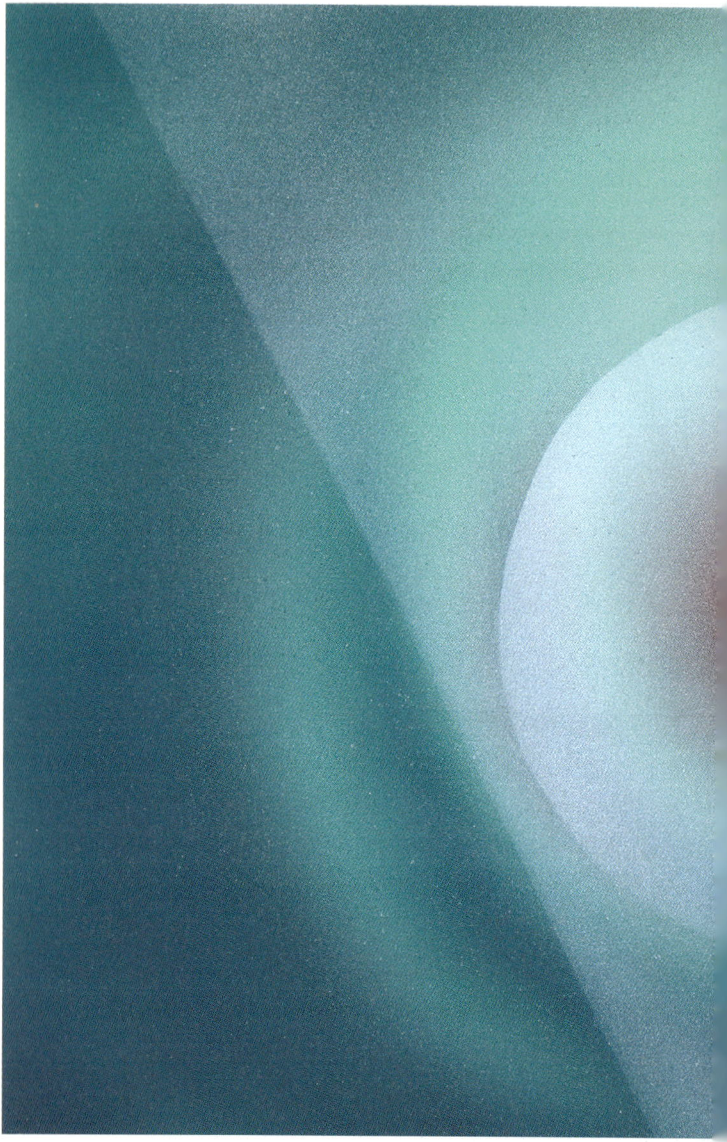

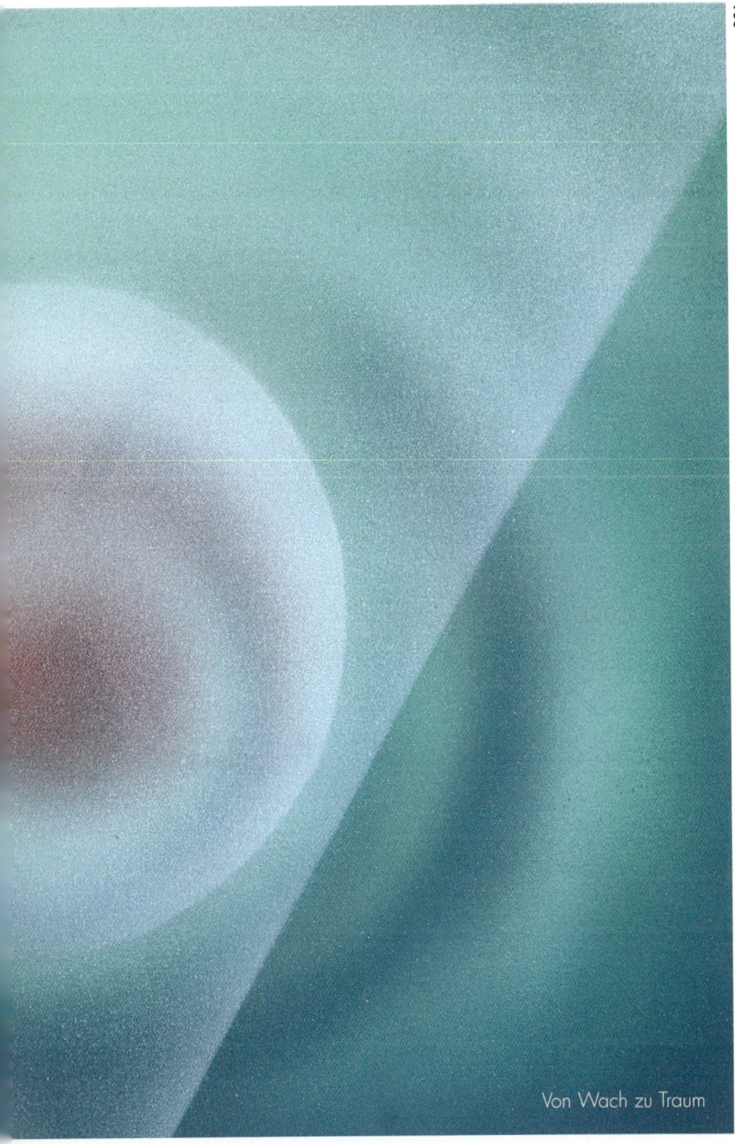

Von Wach zu Traum

ALKOHOL ALS EINSCHLAFHILFE?

Der Alkohohl hat – wie alle Dinge im Leben – zwei Seiten. Leider zählt der Alkohol zur häufigsten Einschlaf-Droge. Aber Vorsicht – Alkohol kann zwar das Einschlafen erleichtern, übermäßiger Alkoholkonsum stört jedoch in jedem Fall ein erholsames Durchschlafen! Die Dosis macht's – so kann ein Glas Rotwein zum Abendessen durchaus entspannend wirken. Italienische Forscher haben möglicherweise entdeckt, warum das so ist. Einige der beliebtesten Rotweintrauben enthalten nämlich in ihren Schalen überraschenderweise das Schlafhormon Melatonin, wie Botaniker herausfanden.

Besonders die Arten Nebbiolo, Croatina, Cabernet Sauvignon und Sangiovese, eine der Haupttrauben des Chianti, waren reich an Melatonin.

Hingegen sind Nikotin und Koffein tatsächlich Substanzen, die genau das Gegenteil in Sachen Melatonin bewirken. Sie sind nämlich Gegenspieler des Schlafhormons Melatonin und können langfristig zu einem chronischen Melatoninmangel führen. Dies wären natürlich schlechte Voraussetzungen zur Verbesserung Ihrer Schlafqualität.

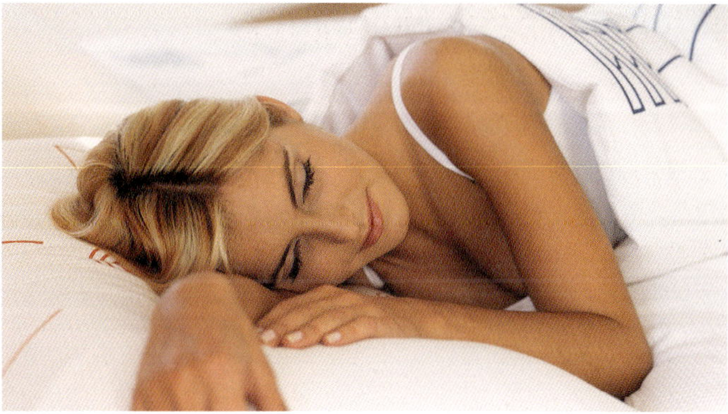

START FREI ZUM SCHLAF-GESUND-PROGRAMM

Ungefähr eine halbe Stunde bevor Sie ins Bett gehen, sollten Sie sich auf die Nacht und Ihren Schlaf vorbereiten. Dazu kann zählen, dass Sie noch eine Tasse Entspannungs- oder Schlaftee oder Milch mit einem Löffel Waldhonig trinken. Oder Sie nehmen ein temperiertes Fußbad oder Vollbad (nicht zu heiß!) mit entspannenden Badeölen. Jetzt ist auch Zeit für die Abendtoilette – und spätestens jetzt sollten Sie sich auf das Zu-Bettgehen und Ihren Schlaf richtig freuen.

Was den Schlaf anbelangt, ist neben dem Tagesablauf insbesondere die Zeit vor dem Einschlafen sehr entscheidend. Dabei ist natürlich auch wichtig, die Schlafzeiten und die Schlaflänge so regelmäßig wie möglich zu gestalten.

ENTSPANNUNG IST ANGESAGT

Ab etwa 21 Uhr heißt das Zauberwort „Entspannung". Alles, was dazu beiträgt, ist jetzt besonders gefragt. Alles, was eher das Gegenteil bewirkt, ist im Laufe des Schlaf-Coaching-Programms eher strikt zu vermeiden. Dazu zählen alle aufregenden, konzentrierten und dynamischen Tätigkeiten. Dazu zählen natürlich auch aufregende, stimulierende und emotional aufwühlende Berichte, Filme und Dokumentationen im Fernsehen. Gönnen Sie sich lieber stattdessen entspannende Musik oder Lektüre, schaffen Sie sich ein Aquarium an, und beobachten Sie Ihre Fische.

Zudem bietet die Naturheilkunde eine Reihe bewährter Methoden für Entspannung und Schlafvorbereitung. Angefangen von Heilkräutertees, Aromaölen, kalten Duschen und Fußbädern über Umschläge, Massagen bis hin zu Akupressur.
Es ist natürlich wichtig und notwendig, dass Sie Ihr Umfeld, vor allem Partner/in und Familie, in Ihr Schlaf-Coaching-Programm einweihen und möglicherweise auch integrieren. Dies betrifft die Vorbereitung der Nacht, aber auch den Tagesablauf.

ZÄRTLICHE LIEBE, SEX UND SCHLAF

Generelle Regel: Ihr Bett ist nur zum Schlafen, für zärtliche Liebe und Sex da. Apropos Sex – es ist sehr interessant – wenn man müde ist und sexuell erregt wird, ist die Müdigkeit sofort weg. Nach dem Sex ist man wieder müde. Dieser Mechanismus hängt von unseren Hormonen ab, und Männer profitieren von diesem Phänomen noch mehr als Frauen. Eigentliche Ursache für das Gegenspiel von Müdigkeit und sexueller Erregung ist unser Gehirn. Denn besonders im Bereich der Sexualität spielt das „Motivations- und Belohnungssystem im Gehirn" eine große Rolle. Besondere Bedeutung hat dabei auch der Botenstoff Dopamin.

Auf Sex am späten Abend sollte man sich nur dann einlassen, wenn man relativ sicher ist, dass man einen Höhepunkt haben wird. Denn nach dem Sex sinkt in der Entspannungsphase die Pulsrate unter den anfänglichen Ruhepuls nur dann ab, wenn man tatsächlich zum Höhepunkt gekommen ist. Nur dadurch kommt es zu einer tiefen körperlichen Entspannung, die das Ein- und Durchschlafen erleichtert. Eine der vielen Alternativen zu Sex ist eine sanfte Rückenmassage oder zärtliches Streicheln.

Jetzt beginnt die wichtigste Phase vor dem Schlaf. Das ist gleichzusetzen mit dem Start im Sport. Und oft genug ist es ja so: wie der Start, so das Rennen! Also bereiten Sie sich bitte sehr gewissenhaft auf Ihren Schlaf vor. Sie werden es nicht bereuen.

Damit Sie zuverlässig zum Bioenergetischen Schlaf® kommen und erholt aufwachen können, sieht das Schlaf-Coaching nun verschiedene Schritte vor. Lesen Sie sich die einzelnen Punkte zuerst einmal komplett durch, bevor Sie tatsächlich starten.

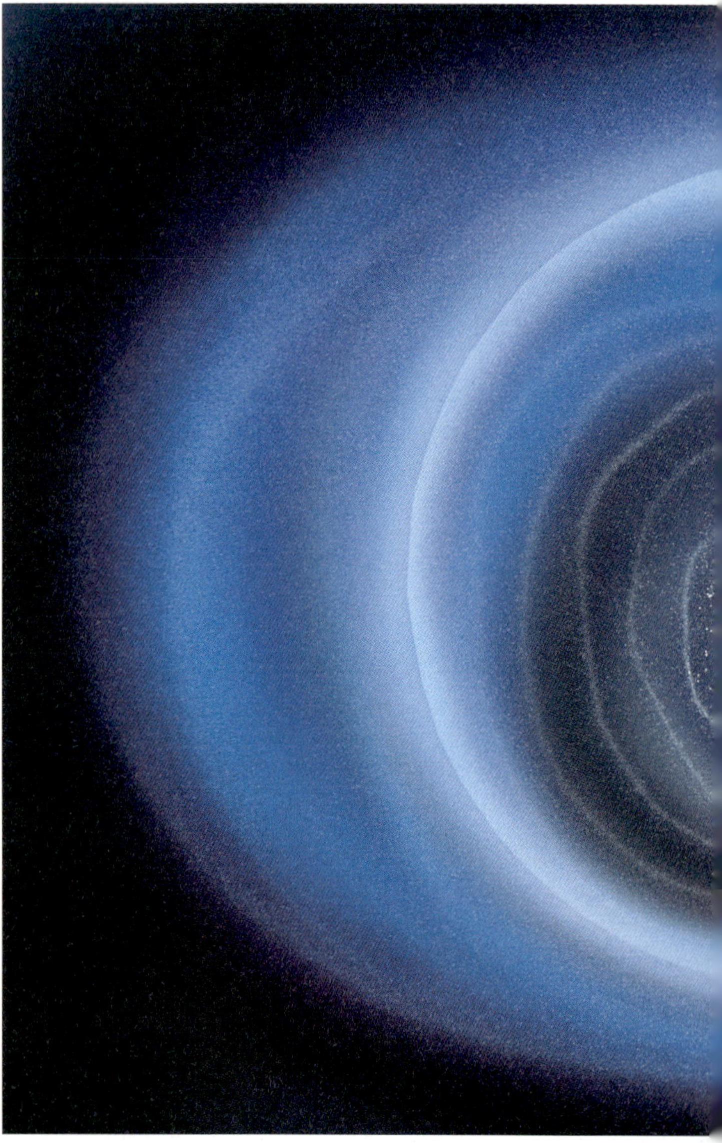

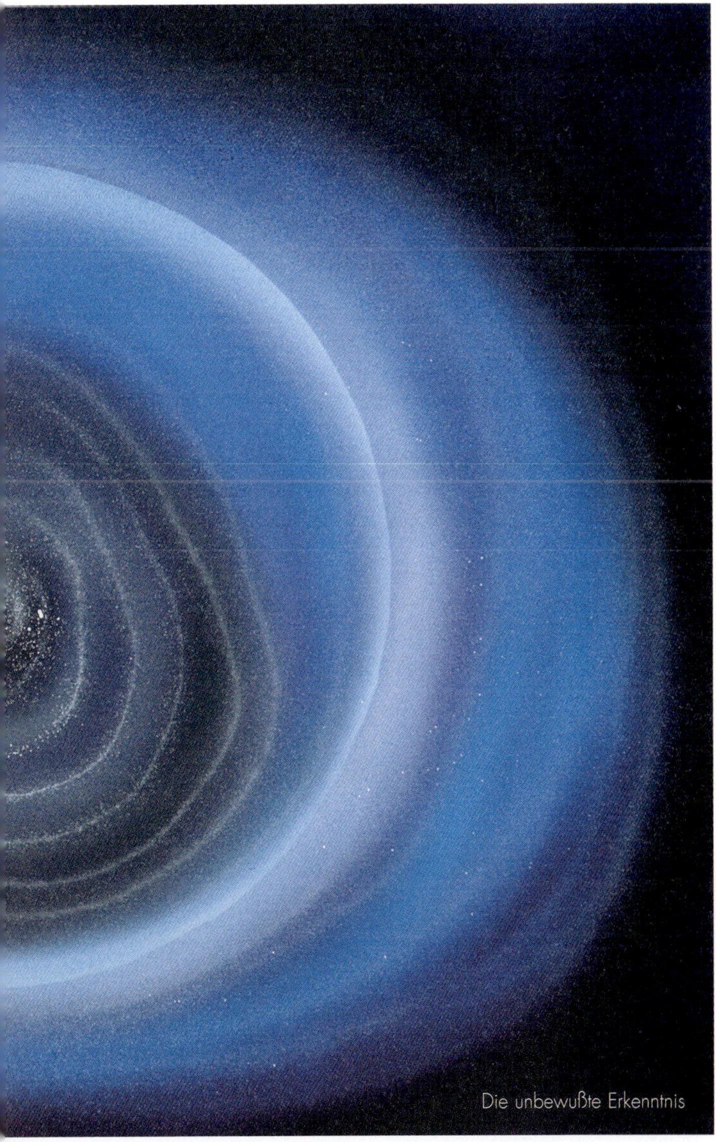

Die unbewußte Erkenntnis

SCHRITT 1: BEWUSSTES ATMEN

Das richtige Atmen ist, nachdem wir an keinem Nahrungsmangel leiden, eigentlich wichtiger als das ebenfalls wichtige, richtige Essen. Gerade die regelmäßigen und damit täglichen Atemübungen werden Ihnen helfen, innere Harmonie, Ausgeglichenheit und gesunden, Bioenergetischen Schlaf® zu finden. Die vor allem durch Stress und Hektik verursachte falsche Atmung schafft Desynchronisation der inneren Rhythmen und ist mit ein Vorläufer für schlechten, nicht erholsamen Schlaf! Richtiges Atmen bedeutet bewusst zu atmen, das heißt seine Aufmerksamkeit und Achtsamkeit auf das Atmen zu richten. Die meisten Menschen machen täglich zwischen 17.000 und 24.000 Atemzüge, aber nur wenige sind sich auch nur eines einzigen dieser Atemzyklen bewusst. Zudem atmen wir stressbedingt sehr oberflächlich.

Unser Atmen ist die einzige Einrichtung, die jeden Augenblick ein Gleichgewicht und damit innere Ruhe und Harmonie schaffen kann. Das bewusste Atmen bringt uns auch augenblicklich in die Gegenwart und damit zu uns selbst zurück. In der Natur erblicken wir überall denselben Rhythmus: es steigt auf (Aktivität/Belastung), fällt ab (Passivität/Erholung) und existiert (Mitte – Leben). Ebenso ist das Einatmen ein Aufsteigen, das Ausatmen ein Fallen und die Pause dazwischen ist das Existieren im Jetzt. So gesehen können wir unsere Atmung als eine Metapher für das Leben und das Streben der menschlichen Natur nach Gleichgewicht und Harmonie verstehen. In jedem Atemzyklus gibt es somit – vor allem während des Ausatmens – die Gelegenheit sich zu entspannen und zu erholen. So ist eigentlich nicht wie oft irrtümlich angenommen wird, das Einatmen der zentrale Punkt, sondern es ist das Ausatmen! Dies besonders in Hinblick auf den Schlaf – wir wollen ja in den „Schlaf fallen".

SCHRITT 2: DEN TAG MIT EINER BILD-MEDITATION ENDGÜLTIG LOSLASSEN

Zur Einleitung

Die größte Herausforderung hinsichtlich der Schlafhygiene liegt unter anderem darin, den körperlich-seelisch-geistigen Übergang vom abgelaufenen Tag (Wachheit/Belastung) zur herannahenden Nacht (Schlaf/Erholung) zu finden. Dieser Übergang sollte in jedem Falle fließend und harmonisch sein. Auf der Suche nach einer einfachen geistig-mentalen Ritualisierung dieses Übergangs bin ich auf die Idee gestoßen, eine spezielle Bild-Meditation zu kreieren. Dabei ist es das Ziel, den inneren Frieden, die Harmonie und die spirituelle Schlafvorbereitung zu unterstützen. So sind die Schlaf- und Traumbilder der Künstlerin Traute-Mercedes Welte entstanden, die Ihnen helfen werden, genau diese Übergänge zu harmonisieren.

Sie kommen allein durch die Betrachtung in einen meditativen und entspannenden Zustand, der Ihnen hilft, sich von der Außenwelt und den Außenreizen abzukoppeln und sich auf sich selbst zu besinnen, sich zu entspannen und einmal richtig durchzuatmen; sich von der Außenwelt abzukoppeln, denn nur die Innenwelt hat im Schlaf Gültigkeit. Man vertieft sich ins tiefste Innere des Selbst, um entspannende, befreiende Empfindungen zu erleben, um sich wiederzufinden und über sich selbst in einen grenzenlosen Raum zu gelangen und kurze Zeit später in einen tiefen und erholsamen Schlaf zu verfallen. Die Bilder stellen das Reine, Sanfte und Träumende des Schlafes dar. Es entsteht Schritt für Schritt eine angenehme Distanz zur Realität und nach und nach sinkt man gedanklich ins Uferlose ab. Diese Form der Bild-Meditation ist eine ideale Schlafvorbereitung. Man verliert schlussendlich den Sinn für das Selbst und erfährt immer öfter ein Gefühl von Raum- und Zeitlosigkeit.

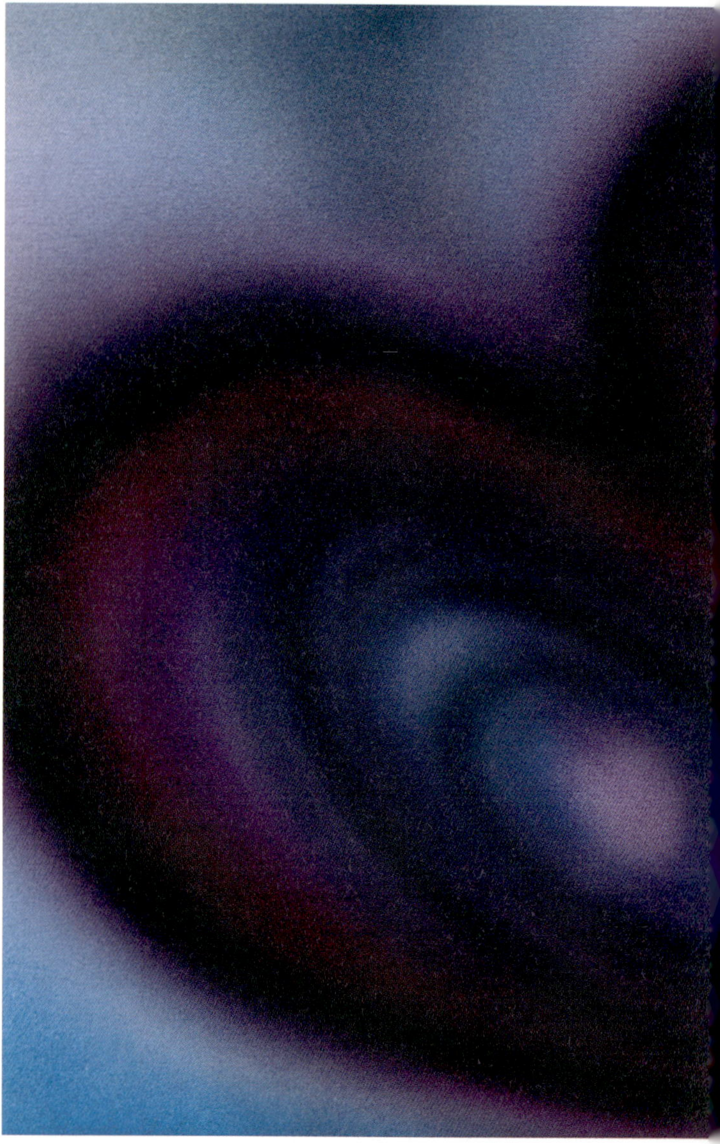

Zweisamkeit im Traum erlebt

Durch die besondere Struktur der Bilder, die mit Farben, Symbolen und Formen harmonisch gestaltet sind, konzentrieren wir uns beim Betrachten automatisch auf unsere eigene Mitte. Dieser Prozess geschieht im Wesentlichen unbewusst. Wenn Sie sich diesem Vorgang jedoch ganz bewusst aussetzen, nutzen Sie die konzentrierten Kräfte der Bild-Meditation für sich selbst. Sie werden spürbar ruhiger, die Gedanken hören auf zu kreisen, und Sie sammeln sich und geraten in einen entspannten Zustand. Jedes der Bilder hat die Kraft, Geist und Seele zu sammeln und das Zerstreute des Tages wieder auszublenden und uns zu uns selbst zurückzuführen. Wir treten sozusagen mit den in den Bildern vorherrschenden Gedanken und Gefühlen der Künstlerin Traute-Mercedes Welte in Kontakt. Wir beschäftigen uns unterbewusst mit dem Seelenzustand, der bei der Herstellung des Bildes geherrscht hat. Die innerliche Identifikation hat auch schöpferische Kraft.

Unter dem Aspekt des schöpferischen Wirkens und Gestaltens führte der berühmte Psychologe Prof. C. G. Jung die Bild-Meditation in die Psychotherapie ein. Er erkannte, dass die Beschäftigung mit Meditationsbildern uns hilft, auf die eigene Mitte zuzustreben. Und dass sich dieses Prinzip insgesamt gut auf die seelisch-geistige Entwicklung eines Menschen übertragen lässt. So stellen diese speziellen Meditationsbilder die Seelenkräfte dar, die in jedem von uns wohnen.

Das daraus entstehende Gefühl der eigenen Mitte ist gleichzusetzen mit unserem innersten Selbst, welches sowohl die bewussten als auch die unbewussten Anteile unserer Persönlichkeit repräsentiert. Exakt diesen Vorgang durchwandern wir auch während des Schlafs und der einzelnen Schlafphasen. Deshalb ist dies eine ideale Schlafvorbereitung.

Die Kräfte dieser Schlaf- und Traumbilder sind immer Ihre eigenen, die durch die Selbstbesinnung während des schöpferischen Akts mobilisiert werden. Sie selbst verschaffen sich Klarheit darüber, wie es in Ihnen aussieht, harmonisieren die inner- und außerhalb von Ihnen wirkenden Kräfte und können sich somit Schritt für Schritt weiterentwickeln. So sind Sie am nächsten Tag wieder in der Lage, sich besser zu konzentrieren, folgerichtiger zu denken und zu handeln. Das Besondere bei der Bild-Meditation zur Schlafvorbereitung ist das sinnliche Farb- und Schöpfungserlebnis.
Im kreativ-meditativen Schaffensprozess hat die Künstlerin ganz intuitiv bestimmte Farben ausgewählt, die in der Lage sind, den gegenwärtigen Seelenzustand zu spiegeln und zu harmonisieren.

Sie erreichen beim Betrachten irgendwann den Punkt, wo Sie sich selbst als Ganzheit und als Individuum wahrnehmen. Genau auf diesem Wege können Sie in der Folge das verwirklichen, was in Ihnen angelegt ist. Isoliertheit von der Schöpfung und Natur wird überwunden, wir empfinden uns als gesund, vital, offen und aufnahmefähig für unsere Aufgaben.

So kann die abendliche Bild-Meditation uns zusätzlich helfen, wenn wir uns am Tage nur schlecht konzentrieren können, wenn wir häufiger unter schlechten Stimmungen, Depressionen leiden oder schon bei geringen Anlässen gereizt reagieren. Aber auch wenn bestimmte Probleme Ihren Schlafvorgang bisher gestört haben, kommt es zu einer angenehmen Kompensation, und die lösenden und unterstützenden Kräfte des Schlafes werden mobilisiert.

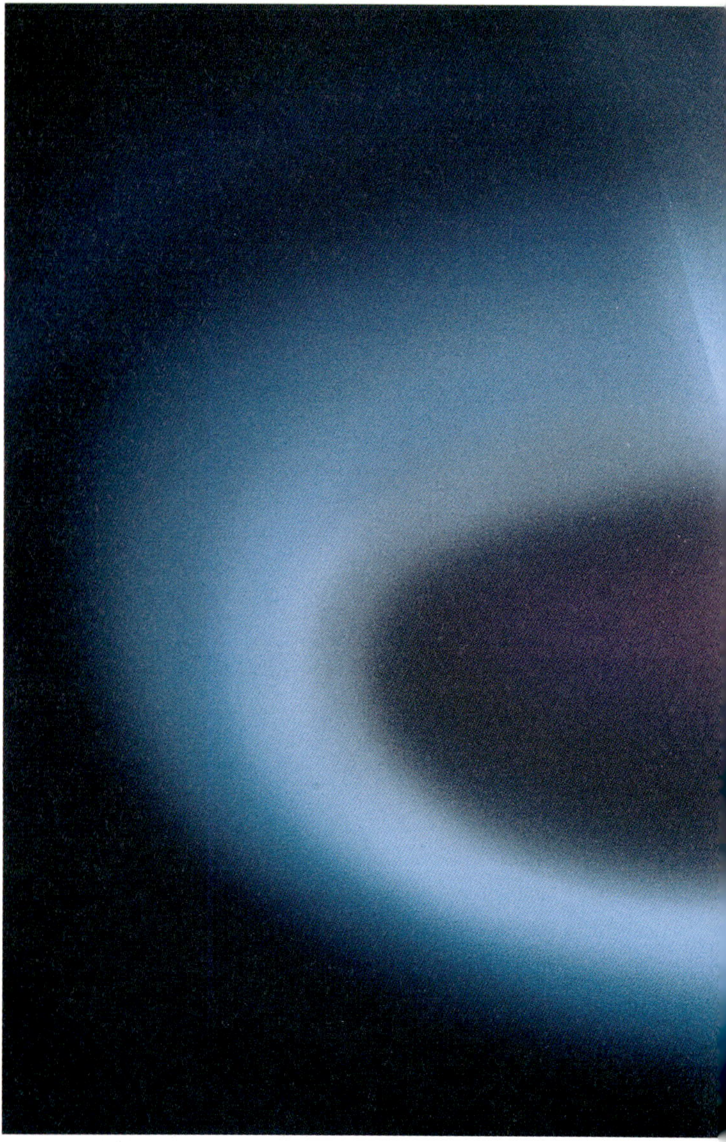

Insel des Vertrauens

Aufflammende Leidenschaft

Da unsere Träume und unser Selbstbewusstsein sehr eng miteinander verknüpft sind, kommt es auch da zu einer positiven Transformation. Das Selbstvertrauen wird gestärkt, so dass wir uns wieder fähig fühlen, Probleme anzugehen und uns von Spannungen und Ängsten zu befreien. Bei jedem Denkvorgang spielen unsere beiden Gehirnhälften gleichermaßen eine tragende Rolle. In der linken Gehirnhälfte des Menschen sitzen die Fähigkeiten zum Analysieren und zur Abstraktion. In der westlichen Zivilisation ist diese meist stärker entwickelt, da die genannten Fähigkeiten in Business und Gesellschaft höher gewertet werden als Intuition, Spiritualität, Gefühl und Mitgefühl, die ihren Sitz in der rechten Gehirnhälfte haben. So kommt es häufig vor, dass Erwachsene Probleme haben, ihre Gefühle zu äußern oder mit ihnen umzugehen. Viele reagieren darauf mit neurotischen Reaktionen oder Störungen.

Die regelmäßige und vor allem abendliche Bild-Meditation bietet die Möglichkeit, dieses Ungleichgewicht aufzuheben. Sie wirkt nämlich ausgleichend auf beide Gehirnhälften. Dies führt dazu, dass Sie sich zunehmend ausgeglichener und harmonischer fühlen. Nachdem sich dieser Seelenzustand manifestiert, findet der Vorgang auch Ausdruck in einer ausgeglichenen und in sich ruhenden Persönlichkeit. Dass diese Methode funktioniert, beweisen wissenschaftliche Untersuchungen. Bei der Aufzeichnung der Hirnströme mit dem Elektroenzephalogramm (EEG) zeichnet das Gerät während der Bild-Meditation vor allem Alphawellen auf. Diese sind typisch für einen entspannten Zustand und treten automatisch vor dem Einschlafen und auch kurz nach dem Aufwachen auf. Es verlangsamt sich auch der gesamte Stoffwechsel: Der Herzschlag beruhigt sich, die Atmung wird tief und regelmäßig. Der elektrische Hautwiderstand, der sich bei Stress verringert, steigt wieder an. Bild-Meditieren hilft deshalb, besser einzuschlafen und vor allem auch durchzuschlafen. Nach einer gewissen Zeit wird der Schlaf auch messbar ruhiger und die Tiefschlaf- sowie die Traumphasen nehmen zu.

Die Atmung bildet bei der Bild-Atem-Meditation weiterhin eine wichtige Grundlage. Die Atmung hat, wie bereits erwähnt, einen sofortigen und nachhaltigen Einfluss auf unser körperlich-seelisch-geistiges Wohlbefinden. Was den Schlaf anbelangt, können Sie über die Atmung für innere Ruhe und Harmonie sorgen. Das meditative Betrachten und das Hineinversetzen in die Bilder, kombiniert mit der Konzentration auf die Ausatmung, bringt Ihre beiden Gehirnhälften in Harmonie. Sie treten dabei mit dem Bild, das Sie betrachten, in Resonanz. Dadurch gelingt es Ihnen auch, die inneren Rhythmen zu harmonisieren und mit den Tiefen des Schlafs Kontakt aufzunehmen. Damit wird vor allem das Ein- und das Durchschlafen erleichtert und verbessert.

Sie sind jetzt zum Schlafen bereit, steigen in Ihr Bett und nehmen eine bequeme Position ein – am besten sitzend mit Ihrem Kopfpolster im Rücken. Gerade vor dem Einschlafen kreisen oft noch viele Gedanken in unserem Kopf. Um Verstand und Geist zur Ruhe zu bringen und auch die körperlichen Voraussetzungen für Entspannung und Schlaf zu schaffen, gehen Sie wie folgt vor:

a) Suchen Sie sich ein Meditations-Bild Ihrer Wahl für den heutigen Abend aus. Vielleicht haben Sie schon ein Lieblingsbild entdeckt, wo Sie sich beim Betrachten sehr wohl und stimmig fühlen.

b) Betrachten Sie nun dieses Bild und versenken Sie sich hinein.

c) Konzentrieren Sie sich nur auf das Ausatmen während Sie das Bild betrachten. Der Rhythmus des Einatmens ergibt sich dann wie von selbst.

d) Im selben Augenblick, wo Sie Ihre Atmung voll ins eigene Bewusstsein bringen, intensiv das Bild betrachten, sind Sie nicht mehr in der Lage, über andere Dinge nachzudenken.

e) Während jedes Ausatmens können Sie verstärkend wiederholen „Ich bin das Bild". Verwenden Sie diese Verstärkung nur dann, wenn Sie sich dabei wohl fühlen.

f) Nach etwa drei bis fünf Minuten legen Sie das Buch beiseite, löschen das Licht und legen sich entspannt auf den Rücken bzw. nehmen Ihre übliche Einschlafposition ein.

SCHRITT 3: FALLS NOCH NOTWENDIG – DAS LOSLASS-RITUAL ANWENDEN

Es kreisen jetzt vielleicht noch einige Gedanken um Sie herum. Akzeptieren Sie dies und lassen Sie die Gedanken wie Wolken vorüberziehen. Normalerweise schlafen Sie nach der Bild-Meditation ruhig und friedlich ein. Vor allem, wenn Sie sie regelmäßig einsetzen, wird das in Ihrem Gehirn konditioniert. Falls Sie nun trotz allem länger wach liegen, bietet sich das bestens bewährte Dankbarkeits-Ritual an. Sie liegen entspannt, am besten auf dem Rücken. Legen Sie nun Ihre Hände auf Ihren Bauch – eine Hand unterhalb des Bauchnabels und eine Hand oberhalb des Bauchnabels. Konzentrieren Sie sich jetzt nochmals auf Ihre Ausatmung. Jedes Mal wenn Sie ausatmen, sagen Sie zu sich selbst „Loslassen". Wiederholen Sie dies etwa 10–15 Mal bzw. je nach Bedürfnis.

Sie spüren, dass Ihr Geist nun endgültig ruhig wird. Ist Ihr Geist ruhig, ist auch der Körper ruhig. Ist der Körper ruhig, ist es auch der Geist. Den Geist zur Ruhe zu bringen ist eine der grundlegendsten Methoden, um entspannt und harmonisch einzuschlafen. Sobald Sie sich innerlich ruhig und friedlich fühlen, nehmen Sie die Aufmerksamkeit von Ihrem Atem weg.

Anleitung zum Dankbarkeits-Ritual

Jetzt nehmen Sie Ihre übliche Einschlafposition ein. Die meisten Menschen schlafen ja auf der rechten Seite ein. Beachten Sie nun Ihre Atmung nicht mehr. Damit sich jetzt keine anderen Gedanken, Gefühle, Sinneseindrücke oder Körperempfindungen ins Bewusstsein drängen, beginnen Sie mit dem letzten Akt vor dem endgültigen Einschlafen; nämlich dem sehr einfachen, jedoch sehr effizienten Dankbarkeits-Ritual.

Zählen Sie für sich selbst und im Geiste auf, wofür Sie am heutigen Tag zufrieden und dankbar sein können. Beginnen Sie mit den Tagesereignissen rückwärts, das heißt von allen Dingen, die Ihnen gut gelungen sind vom Abend bis zum Morgen.

Zum Beispiel „Ich bin dafür dankbar, dass ich am Abend ein gutes Gespräch hatte – ich bin dafür dankbar, dass mir der Abendspaziergang so wohl getan hat – ich bin dafür dankbar, dass ich mich nach Feierabend noch mit meinen Freunden treffen konnte usw. Das setzen Sie solange fort, bis Sie friedvoll einschlafen.

DER NEUE TAG BEGINNT

Das Aufwachen ist ein allmählicher Vorgang und sehr individuell. Lerchen (Frühaufsteher) sind meist nach dem Aufwachen klar im Kopf und aktionsfähig. Hingegen die Eulen brauchen eine längere Anlaufzeit am Morgen. Auf alle Fälle zeigen uns die wahren Lebenskünstler: „Der glücklichste Teil im Leben eines Menschen ist der, den er morgens wach im Bett verbringt". Und das Aufwachen ist schon wieder der erste Teil des Einschlafens am Abend! Also kann man getrost behaupten – wie der Morgen so der Abend. Bereits deshalb ist es ratsam, nach dem Aufwachen noch eine Weile liegen zu bleiben und den Alpha-Rhythmus unseres Gehirns zu benutzen, um sich positiv auf den folgenden Tag einzustimmen. Was jedoch auf die meisten, vor allem berufstätigen Menschen zutrifft, sind die unsanften und oft schrillen Töne des Weckers.

Sie reißen uns gewöhnlich aus dem besten Traum-Schlaf – und der Tag beginnt bereits mit Stress. Um dem entgegen zu wirken, hilft Ihnen ein Lichtwecker. Spätestens an einem Sonnentag merken Sie es sofort: Helles Licht macht Sie munter und hebt Ihre Stimmung. Wenn das Licht nämlich hell genug ist, dann weckt es Sie morgens sogar auf. Die Lichtinformation stoppt die Ausschüttung des schlaffördernden Hormons Melatonin. Für künstliche Sonnenaufgänge sorgt ein Lichtwecker. Die Davita-Kombi-Lampe zum Licht-Wecken, zum Lesen und für Lichtduschen an trüben Tagen hat sich bestens bewährt. *www.davita.de*

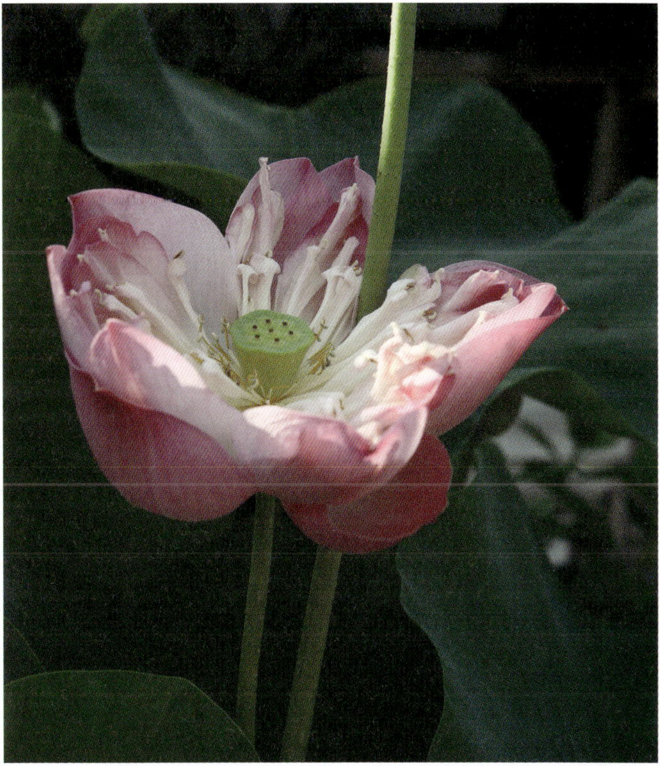

Und jetzt treffen Sie bereits die erste wichtige Entscheidung an diesem neuen Tag. Nämlich, ob Sie sofort mit dem Mini-Trampolin Ihren Körper in Schwung bringen oder erst nach dem Frühstück. Lesen Sie dazu das nächste Kapitel. Bleiben Sie also nach dem sanften Erwachen noch einige Minuten auf dem Rücken liegen – konzentrieren Sie sich wieder auf Ihre Ausatmung und wiederholen Sie bei jedem Ausatmen folgende Affirmation: „Ich bin stark, ich bin gesund, ich bin positiv und erfolgreich!" Wiederholen Sie dies einige Minuten lang – mindestens jedoch 21 Mal.

DAS RICHTIGE AUFWACHEN: HEITER UND GELASSEN IN DEN NEUEN TAG STARTEN

Das richtige Aufwachen und ein guter Start in den Tag ist eine wichtige und gute Vorraussetzung für einen entspannten und stressarmen Tag. Und gleichzeitig schon wieder der Start für den nächsten Nachtschlaf! Wer bereits am Morgen hektisch und genervt ist, wird dieses Gefühl oft den ganzen Tag nicht mehr los.

Hier einige weitere wertvolle Tipps für einen guten und heiteren Start in den neuen Tag:

• Stehen Sie immer etwas früher auf, um den Tag in Ruhe und ohne Hektik beginnen zu lassen.

• Der üblicherweise schrille Alarmton normaler Wecker verbreitet zwangsweise schlechte Laune. Lassen Sie sich sanft durch einen Licht-Wecker aus Ihren Träumen holen.

• Sobald Sie wieder im natürlichen Schlaf-Traum-Wach-Rhythmus sind, benötigen Sie meistens gar keinen Wecker mehr. Sie wachen automatisch zur gewohnten oder gewünschten Zeit auf!

• Leicht Räkeln und sanft bewegen. Falls Sie sich an Ihre Träume erinnern wollen, sollten Sie damit abwarten (siehe Kapital zu den Träumen).

• Falls Sie keinen Lichtwecker haben, sofort mit Zwei-Minuten-Impuls mit Tages- und Sonnenlicht starten.

• Mit positiven Affirmationen in den Tag starten: „Ich bin stark und gesund, liebevoll, harmonisch und glücklich."

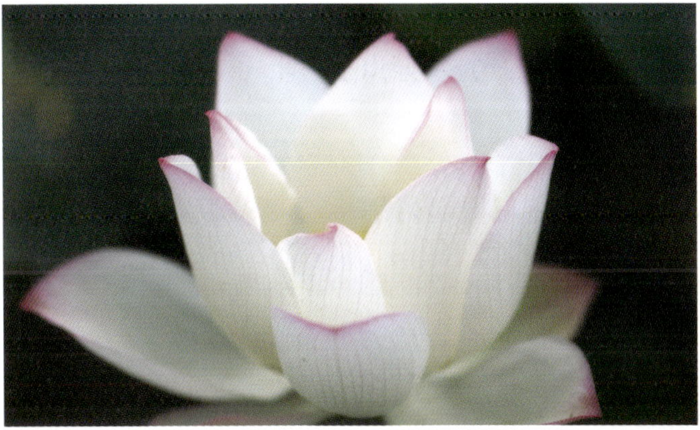

• Beginnen Sie den Tag mit Bewegung, Sport oder nehmen Sie sich Zeit für einen kurzen Spaziergang. Frische Luft tut immer gut und jede Minute ist kostbar.

• Sie sollten sich ebenfalls Zeit für ein ausgiebiges Frühstück nehmen. Fruchtsäfte, ein leckeres Müsli oder ein Obstsalat mit Joghurt geben gesunde Energie für den ganzen Tag.

• Wenn Sie Schwierigkeiten mit Ihrem Kreislauf haben, dann bringt eine kalte Dusche oder eine kalte Wadendusche Sie sicherlich gut in Schwung.

• Die Kleiderwahl ist für den neuen Tag ebenfalls wichtig. Ziehen Sie sich etwas an, worin Sie sich sicher und wohl fühlen. Jetzt können Sie heiter und gelassen in Ihren neuen Tag starten

SCHLAFFREUNDLICHER TAG MIT PAUSEN UND MINI-SCHLAF

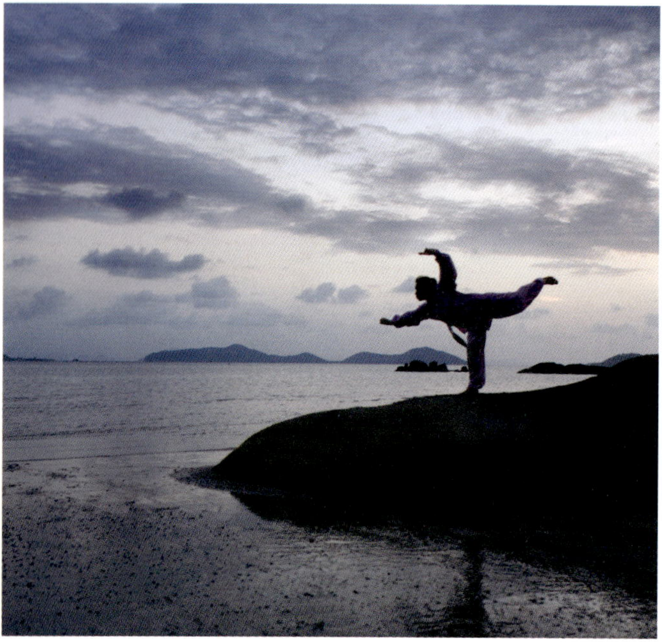

Arbeiten und Leben und zur richtigen Zeit pausieren und ein Nickerchen machen. Wie schon mehrfach erwähnt, hat „alles auf alles" einen Einfluss. So gesehen haben alle Vorgänge während des Tages einen Einfluss auf Ihren Schlaf. Da die meisten Abläufe unbewusst gesteuert sind, gilt es besondere wichtige Dinge sich bewusst zu machen und in das Selbstcoaching und die Tagesplanung mit aufzunehmen.

EINEN VERWÖHNTAG EINLEGEN

Sie sollten hin und wieder einen schlaffreundlichen Verwöhntag einlegen. Am besten beginnen Sie mit dem Abend davor. Verzichten Sie ganz bewusst auf Fernsehen, machen Sie noch einen Spaziergang an der frischen Luft oder nehmen Sie ein Entspannungsbad mit Lavendel und gehen Sie früh ins Bett. Bei leiser, meditativer Musik können Sie von der Welt träumen, die Sie lieben. Ihr Erholungs- und Schönheitsschlaf sollte jedoch deutlich vor Mitternacht beginnen.

An Ihrem Verwöhntag sollten Sie auch keine Zeitung lesen und Ihr Handy und Haustelefon lahmlegen. Stecken Sie deshalb alle Fernbedienungen, Ihr Handy, Ihre Uhren und Wecker in eine weit von Ihnen entfernte Schublade. In diesen Stunden soll Sie nichts von sich selbst ablenken.

Den Morgen können Sie genießen: ohne Wecker, ohne Stress und Zeitdruck. Gleich nach dem Aufwachen, recken und strecken Sie sich ordentlich und starten bestens gelaunt und ohne Druck in den neuen Tag. Bleiben Sie bitte nicht zu lange liegen, das stört Ihren Tagesrhythmus und wenn Sie Pech haben, bleiben Sie den ganzen Tag müde.

Gönnen Sie sich ein Gesundheits-Luxus-Frühstück im Bademantel: Machen Sie alles so wie Sie es lieben und trotzdem gesundheitsbewusst – mit frischen Fruchtsäften, viel Obst und Müsli. Genießen Sie alles in Ruhe, und freuen Sie sich über Ihr Leben.

Jetzt starten Sie Ihr „Wellness-at-Home-Programm" mit Körperpflege und dann raus aus dem Haus: Sonnenbad, ausgedehnte Spaziergänge auf Ihrer Lieblingsstrecke in der freien Natur.

Achten Sie nicht auf das Wetter, sondern nur auf die richtige Kleidung, denn jedes Wetter kann schön und entspannend sein. Verbünden Sie sich mit den Schönheiten der vorherrschenden Jahreszeit und lassen Sie Ihre Seele in der Natur baumeln. Wenn Sie Lust und Laune haben, joggen Sie, schwingen sich auf das Rad, gehen Sie Schwimmen oder machen Sie eine Schneeschuh-Wanderung. Suchen Sie aber nicht unbedingt zu viel Wirbel und halten Sie sich bezüglich Gesellschaft eher zurück. Das lenkt Sie von Ihren Gefühlserlebnissen nur ab.

Sobald Sie wieder zu Hause sind, steht Ihr nächstes Wellness-Programm an: heiße Dusche oder entspannendes Bad, regenerierende Maske, Haar- und Augenpflege. Verwenden Sie Aromaduftstoffe, Räucherstäbchen oder Duftkerzen. Alles was Sie entspannt, ist jetzt gut. Eine Extra-Portion Pflege mit Bodycremes und Körperölen rundet das Ganze ab.

Jetzt ist „Tea-Time" angesagt: Schön eingepackt, können Sie jetzt einen frischen Tee oder Kaffee und einen leichten Imbiss bei Kerzenschein auf dem Sofa genießen. Entspannende leichte Lektüre und Ihre Lieblings-CD sind jetzt genau richtig. Wenn Sie müde sind, machen Sie ruhig für eine Weile die Augen zu und träumen Sie.

Am Nachmittag geht es weiter – ohne nur einen Gedanken an Hektik und Stress zu verlieren. Legen Sie eine Extra-Besinnungspause ein. Machen Sie ein paar Yogaübungen, die fünf Tibeter oder meditieren Sie ganz einfach. Vielleicht haben Sie sogar Lust, ein Bild zu malen, ein Gedicht zu schreiben oder etwas zu basteln.

Runden Sie den Tag mit einem leichten, schlaffreundlichen „Schlemmer-Essen" (wenig aber genussvoll!) ab. Vorteilhaft ist, wenn Sie schon etwas Vorbereitetes parat haben. Decken Sie sich den Tisch romantisch schön. Auch ein Glas Champagner, Sekt oder guter Wein ist zur Feier des Tages gerade gut genug. Wenn Sie mögen, machen Sie vor dem Schlafengehen noch einen kleinen Gang an die frische Luft und starten Sie dann Ihr Einschlaf-Ritual.

NUTZEN SIE DIE KRAFT IHRER TRÄUME

Sobald Sie erholsam und bioenergetisch schlafen, wird sich nicht nur Ihr Wach-Leben verändern und verbessern. Auch Ihr Traum-Leben wird Ihnen neue Dimensionen eröffnen. Grundsätzlich träumen Sie ja jede Nacht – auch wenn Sie sich nicht oder nur vage an Ihre Träume erinnern können. Wichtig ist es, dass Sie lernen Ihre Träume zur Bereicherung Ihres Tag-Lebens zu nutzen. Jede Nacht tauchen Sie mit Ihren Träumen in eine geheimnisvolle Welt der Grenzenlosigkeit ein. Im Traum ist alles möglich und so ist es nicht verwunderlich, dass es viele Mythen rund um die Deutung der Träume gibt. Fest steht, Träume sind verborgene Botschaften unserer Seele. Was ein bestimmter Aspekt oder ein Bild bedeutet, kann nur der Träumende selbst erfühlen.

Es sind sehr oft unbewusste, tiefe und innere Geheimnisse, die einen Weg nach außen in unser Bewusstsein suchen. Der Vater der Psychoanalyse, Sigmund Freud, sah in unseren nächtlichen Abenteuern vor allem das, was das Wort „Traum" als Metapher bedeutet: Die Erfüllung unserer tiefsten und innersten Wünsche und Sehnsüchte.

In den Träumen werden nicht nur unsere Ängste und Wünsche, sondern alle Themen durchgespielt, die für uns existenzielle Bedeutung haben. Welche, könnten Sie dadurch entdecken, dass Sie den Traum noch einmal bewusst erinnern und erspüren. So hat schon C. G. Jung die Trauminhalte sowohl in Diagnose als auch Therapie verwertet. Nach Jung gibt es eine individuelle, persönliche aber auch eine kollektiv-menschliche Schicht des Unbewussten, das uns allen gemeinsam ist. Es ist der schöpferische Urgrund der Menschheit, aus dem heraus sich das individuelle Bewusstsein entwickelt.

Was man heute mit wissenschaftlicher Sicherheit weiß, ist, dass wir träumen müssen. Menschen mit Traumstörungen – und dazu zählen natürlich vor allem Menschen mit Schlafstörungen – neigen zu schwerwiegenden gesundheitlichen Störungen. Daraus lässt sich schließen, dass uns unsere Träume an verborgene Ressourcen ankoppeln, die wir für unser Wach-Leben unbedingt benötigen. Diese Theorie wird auch von der Stressforschung bestätigt. Dort geht man davon aus, dass die Träume für die Verarbeitung von Tageseindrücken und Stresserlebnissen und emotionaler Konflikte unbedingt notwendig sind. Im Traum entlasten wir uns von unseren Lebenseinflüssen. Denn die Trauminhalte stammen aus unserer Psyche und haben immer reale, persönliche Hintergründe.
Dass während des Träumens auch die Gedächtnisbildung stattfindet, wurde schon mehrmals erwähnt und ist in Experimenten bewiesen. So auch die Tatsache, dass uns gerade die Träume mit ihren Botschaften helfen, Probleme und persönliche Fragestellungen zu lösen.

Luzide Träume

Besonders interessant ist das Phänomen der „luziden Träume" was soviel bedeutet wie bewusst oder klar zu träumen. Das heißt, Sie werden sich während des Traumes bewusst, dass Sie träumen und können Ihre Handlungen steuern. Diesbezüglich tun sich die Schlafwissenschaftler zwar noch schwer, solche Phänomene wissenschaftlich zu interpretieren und zu untersuchen. Dennoch gibt es eine Reihe von Erfahrungen rund um das luzide Träumen. Sie sollten sich bei Interesse entsprechende Bücher besorgen.

WIE SIE SICH AN IHRE TRÄUME BESSER ERINNERN KÖNNEN

Es ist interessant, dass sich Kinder eigentlich sehr gut an ihre Trauminhalte erinnern können und oft von ihren Traumerlebnissen erzählen. Wir Erwachsenen tun uns diesbezüglich schon schwerer, was unter anderem mit unserem strukturierten, logisch-linearen Denken zu tun hat. So haben wir es Schritt für Schritt verlernt, dass sich die Trauminhalt bewusst machen lassen. Wenn Sie sich künftig an Ihre Träume wieder erinnern wollen, gibt es zehn bewährte Tipps:

1. Bevor Sie mit dem Prozess der Traumerinnerung beginnen, machen Sie sich nochmals die Wichtigkeit der Träume bewusst. Anerkennen Sie das Träumen als einen wichtigen Aspekt für Ihr Leben und auch als eine wertvolle Quelle für bisher verborgene Botschaften.

2. Beginnen Sie ein Traumnacht-Buch zu führen. Das ist sozusagen das Gegenstück zu Ihrem Wachtage-Buch. Legen Sie es bereit, denn Sie haben es ja schon oft erlebt: Sie wachen in der Nacht kurz auf, können sich an Ihren Traum erinnern – und schwupp am nächsten Morgen ist der Trauminhalt aus Ihrem Gedächtnis verschwunden. Zudem hat das Traumnacht-Buch in Ihrer Bettnähe auch Symbol-Charakter. Sie signalisieren Ihrem Unbewussten damit, dass Sie Ihre Träume ernst nehmen und auf Botschaften warten.

3. Nehmen Sie sich vor dem Einschlafen vor, dass Sie sich am nächsten Morgen an die Träume erinnern können. Motivieren Sie sich selbst, erinnern Sie sich selbst, dass Sie die Träume klar wahrnehmen und diese im Nachhinein bewusst betrachten können.

4. Jedes Mal, wenn Sie aus einem Traum erwachen, sollten Sie Ihren Körper zunächst ganz still halten – denn während der Traum-(REM) Phasen ist Ihre Muskulatur vollkommen erschlafft und Sie sind während des Träumens nicht fähig, sich zu bewegen. Mit der Aktivierung der Muskulatur beginnen Sie nämlich schon damit, Ihre „Traum-Festplatte" wieder zu löschen. Gehen Sie also vor der ersten Bewegung die Trauminhalte nochmals durch.

5. Wenn Sie in der Nacht nicht nach einem Traum aufgewacht sind, dann ist es am Morgen nach dem Aufwachen wichtig, sich nicht sofort zu bewegen oder körperlich aktiv zu werden.
Vor dem Aufstehen sollten Sie noch einige Minuten im Bett liegen bleiben und abwarten, ob sich Traumerinnerungen bilden. Dabei ist es auch vorteilhaft, die Augen geschlossen zu halten und nicht durch visuelle Eindrücke abgelenkt zu werden. Auch mit dem Gedankenfluss sollten Sie noch nicht in den neuen Tag starten.

6. Den Trauminhalt sollten Sie dann so detailliert wie nur möglich in Ihrem Traumnacht-Buch notieren. Nach dem „Bewusstwerden" des Traumes ist es vorteilhaft, diesen sofort im Traumnacht-Buch aufzuschreiben, aufzuzeichnen oder zu skizzieren. So ein Traumnacht-Buch ist die Grundlage für eine professionelle Traumpsychologie oder Traumdeutung.

7. Geben Sie Ihrem Traum einen Titel, der den Hauptinhalt widerspiegelt. Wenn Sie Traumerinnerungen haben, sollten Sie den Traum oder die Kernbotschaften des Traumes nochmals bewusst „träumen" und sich selbst die Traumbilder in Erinnerung rufen. Als kleine Hilfe dienen sich selbst gestellte Fragen: „Was habe ich getan?", „Was war zu sehen?", „Was habe ich zu welcher Situation gefühlt?",

„Wie war die Stimmung?", „Wie waren die Farben?", „Bin ich aktiv oder passiv gewesen?", „War der Traum abgeschlossen?" etc.

8. Achten Sie auf kleinste Details, Gefühle, Stimmungen, Wörter etc. Gerade am Beginn der Traumerinnerungen sollten Sie, auch bei Fragmenten, nicht sofort eine Traumdeutung vornehmen. Lassen Sie das Erlebte mehr oder weniger „gedanklich kommentarlos" auf sich wirken.

9. Beschäftigen Sie sich auch nach dem Aufstehen immer wieder mit Ihrem Traum oder den Traumbildern. Damit erzeugen Sie eine stabile Traumerinnerung.

10. Nun überlegen Sie sich, auf welche Bereiche Ihres Wach-Lebens sich der jeweilige Trauminhalt oder die Traumbotschaft beziehen könnte. Des Weiteren fragen Sie sich, welche Botschaft könnte sich auf welche aktuelle oder bereits vergangene Lebenssituation beziehen. Sehen Sie irgendwo die Aufforderung, eine bestimmte Handlung vorzunehmen oder eine Entscheidung zu treffen.

Jeder ist sein eigener Traumdeuter oder das Spiegel-Prinzip

Seit Jahrtausenden werden Träume im Wesentlichen auf gleiche Weise gedeutet: Fremde sagen uns, wie wir unsere Traumbilder zu verstehen haben. Der Münchner Diplom-Psychologe Dr. Max Segeth hält dagegen, dass nur der Träumer selbst seine Träume richtig interpretieren kann. In 20 Jahren Arbeit als Therapeut hat er das Spiegel-Prinzip entwickelt, praktiziert und verifiziert. Auf Träume angewandt, ergibt der Mirror-Talk ein individuelles Übersetzungssystem. Mit Hilfe dieses leicht verständlichen Systems erkennt der Träumer klar seine eigene Lebenssituation, einschließlich der machbaren Lösungen.

WERTE UND IHRE BEDEUTUNG FÜR DAS LEBEN UND DEN SCHLAF

Lebensprobleme und Sinnkrisen sind natürlich auch Rhythmus-Störer und damit elementare Auslöser von schlechtem Schlaf und Schlafstörungen. Wichtig für die Lösung von Lebensproblemen und Krisen ist es, dass Sie Ihre persönlichen Lebensziele und Werte (neu) entdecken. Persönliche Werte können materielle Werte wie Haus, Auto oder Geld sein. Für die seelische Zufriedenheit, Gesundheit und vor allem für den gesunden Bioenergetischen Schlaf® sind aber nicht-materielle Werte ausschlaggebend. Es sind die Genuss- und Erlebniswerte wie das Genießen der Natur, der Genuss eines Musikstücks, auch der Genuss des Zusammenseins mit anderen Menschen. Ihre Fortbildung, Ihr persönliches Wachstum oder Ihr kreatives Tun sind ebenso wichtige Werte wie Ihr persönlicher Einsatz für das Glück Ihrer eigenen Kinder oder Ihre Arbeit für das Wohlergehen anderer Menschen.

Ihre Familie – Ihre eigenen Kinder und Ihr Ehe- oder Lebenspartner – stellen vermutlich auch für Sie die höchsten Werte dar. Wenn Menschen sich mit diesen Werten identifizieren, entstehen heilsame Sinnerfahrungen, Gefühle von Energie und Lebendigkeit. Und bei seelischen Belastungen und Krisen regen verbindlich erlebte Werte die Selbstheilungskräfte gerade im Schlaf an. Eine persönliche Lebensaufgabe, die Freude und Erfüllung bringt, ist ein Wert, der eine große Bedeutung für die Selbstachtung und die seelische Gesundheit hat und den gesunden Schlaf fördert. Diese tragfähigen Werte und Lebensziele sind nicht nur Schlaf-Förderer, sondern schützen Sie auch vor psychischer Erschöpfung, Depression und wirken dem Phänomen der „Lebensmüdigkeit" erfolgreich entgegen.

DEN SEINEN GIBT´S DER HERR IM SCHLAF

Das ist eine sprichwörtliche Wendung für die Glückskinder auf der Sonnenseite des Lebens. Und dort möchte ich Sie gerne sehen, denn diese Option bleibt uns immer! Der Schlaf verbindet uns Menschen mit den Rhythmen von Natur und Universum. Von spirituellen Meistern stammt die Erkenntnis, dass der Schlaf uns jede Nacht mit der Schöpfung und der Gotteskraft in Verbindung bringt. Wir tauchen im Schlaf in grenzenlose, spirituelle Dimensionen ein.

„Den Seinen gibt´s der Herr im Schlaf": Im Wallfahrtslied des Salomo (Psalm 127/1f) heißt es: „Wenn der HERR nicht das Haus baut, so arbeiten umsonst, die daran bauen. Wenn der HERR nicht die Stadt behütet, so wacht der Wächter umsonst. Es ist umsonst, dass ihr früh aufsteht und hernach lange sitzet und esset euer Brot mit Sorgen; denn seinen Freunden gibt er es im Schlaf".

Abschließend wünsche ich Ihnen von ganzem Herzen, dass Sie die Disziplin, Beharrlichkeit und Freude aufbringen, die geheimnisvollen und wundersamen Kräfte Ihres Schlafes und Ihrer Träume für ein gesundes, glückliches und erfolgreiches Leben zu nutzen.

Bei Fragen können Sie mir gerne ein Mail senden
amanngw@schlafcoaching.com
oder besuchen Sie meine Homepage
www.schlafcoaching.com

Bioenergetisches Schlaf-Gesund-Konzept
www.samina.com

Geerdete Schlafauflage mit Silber-Baumwoll-Gewebe und Bio-Magneten
www.lokosana.com

Schlaf dich gesund. Boris Luban-Plozza/Günther W. Amann-Jennson; Oesch Verlag, Zürich

Der Schlaf und unsere Gesundheit. Wiliam C. Dement/Christopher Vaughan; Limes Verlag, München

Neugeboren durch gesunden Schlaf. Karl Hecht; Cormoran Verlag, München

Träume: Sprechende Spiegel. Max Segeth, Verlag Select Publishing, 1999

Anleitung zum Träumen. Träume kreativ nutzen. Brigitte Holzinger; Klett-Cotta Verlag, Stuttgart

Erfolgreich gegen Rückenbeschwerden, Gelenkleiden, Haltungsschäden. Toni Hochreutener; Eigenverlag, Zürich-Kloten

Gesund und fit in jedem Alter. Kluge Köpfe essen gesünder. Josef Bechter; Zukunfts-Perspektive-Verlag, Lochau

Wo ich bin, ist oben. Marcel Meyer; Oesch Verlag, Zürich

For ever rich – Ihr direkter Weg zu Reichtum und Unabhängigkeit. Robert T. Kiyosaki/Sharon L. Lechter; Verlag Redline Wirtschaft bei Verlag Moderne Industrie, München

Think like a Winner! Der Weg zu Spitzenleistungen. Walter Doyle Staples; Junfermann Verlag, Paderborn

Edition

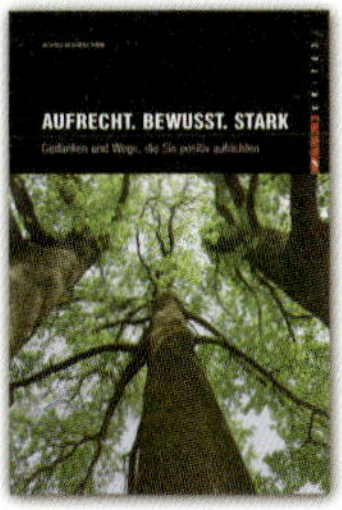

AUFRECHT – BEWUSST – STARK

John Ludescher
Gedanken und Wege, die Sie positiv aufrichten
ISBN 978-3-902612-65-6
EURO 12,80

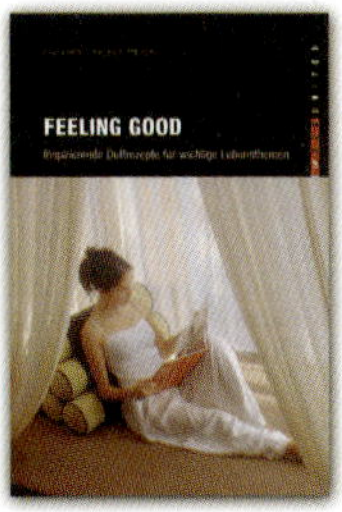

FEELING GOOD

Julia Mähr, Thomas Zerlauth
Inspirierende Duftrezepte für wichtige Lebensthemen
ISBN 978-3-902612-11-3
EURO 12,80

ÜBER DEN AUTOR

Günther W. Amann-Jennson, Schlafpsychologe, Schlaf-Gesund-Unternehmer, Buchautor und Leiter des Instituts für Schlafforschung und Bioenergetik, Frastanz (A) ist seit über 20 Jahren eine angesehene Persönlichkeit auf dem Gebiet des gesunden Schlafs. Aus mehr als zehnjähriger Tätigkeit als Psychologe- und Psychotherapeut ist das heute international erfolgreiche Bioenergetische Schlaf-Gesund-Konzept entstanden. Im Mittelpunkt steht dabei die messbare Verbesserung des Schlafs durch ganzheitlich orientierte Schlaf-Gesund-Produkte und ein störungsfreies Schlafumfeld.
Das Bioenergetische Schlaf-Gesund-Konzept wird zwischenzeitlich in Europa, USA, Kanada, Russland bis nach Indien umgesetzt und steht für höchstmögliche Schlafqualität. Damit zählt Günther W. Amann-Jennson zu den Pionieren der Wellness- und Schlaf-Gesund-Bewegung. Zahlreiche internationale Projekte sind durch die einzigartige Vernetzung von Theorie und Praxis seiner umfangreichen Wissensgebiete geprägt.

Die visionären Denkprozesse von Günther W. Amann-Jennson führen immer wieder zu revolutionären Prinzipien, Methoden sowie neuen Produkt- und Dienstleistungskonzepten rund um die Themen Schlaf, Gesundheit, Entspannung und Lebensenergie. Unter anderem profitieren auch Spitzen- und Leistungssportler vom Bioenergetischen Schlaf-Gesund-Konzept und Amann-Jennson war und ist dadurch indirekt an zahlreichen Bestleistungen und Weltrekorden beteiligt. Als Folgewerk des Bestsellers „Schlaf dich gesund" widmet sich Günther W. Amann-Jennson in diesem Buch insbesondere jenen Potenzialen, die durch einen gesunden und erholsamen Schlaf nutzbar gemacht werden können und beschreibt, wie man einen Bioenergetischen Schlaf® erreichen kann.